U0239051

医万个为什么——全民大健康医学科普丛书

头头是道话神经

——儿童神经疾病科普问答

胡三元 总主编

高玉兴 主 编

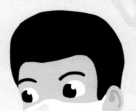

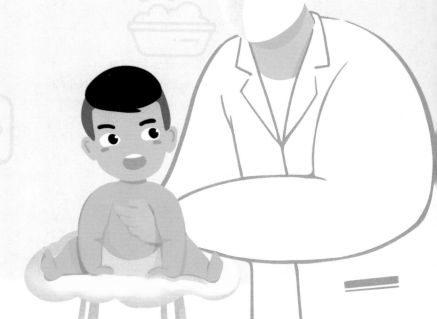

山东大学出版社

SHANDONG UNIVERSITY PRESS

·济南·

图书在版编目(CIP)数据

头头是道话神经：儿童神经疾病科普问答/高玉兴
主编.—济南：山东大学出版社，2023.11
（医万个为什么：全民大健康医学科普丛书/胡三
元主编）
ISBN 978-7-5607-8022-1

Ⅰ．①头…　Ⅱ．①高…　Ⅲ．①小儿疾病－神经系统疾
病－诊疗－问题解答　Ⅳ．①R748-44

中国国家版本馆 CIP 数据核字(2023)第 220588 号

策划编辑　徐　翔
责任编辑　蔡梦阳
封面设计　王秋忆
录　　音　随可馨

头头是道话神经
TOUTOU-SHIDAO HUA SHENJING
——儿童神经疾病科普问答

出版发行	山东大学出版社
社　　址	山东省济南市山大南路 20 号
邮政编码	250100
发行热线	(0531)88363008
经　　销	新华书店
印　　刷	济南乾丰云印刷科技有限公司
规　　格	720 毫米×1000 毫米　1/16
	11.5 印张　207 千字
版　　次	2023 年 11 月第 1 版
印　　次	2023 年 11 月第 1 次印刷
定　　价	68.00 元

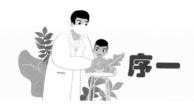

新时代医者的使命担当

——为百姓打造有温度的医学科普

党的二十大报告指出，人民健康是民族昌盛和国家富强的重要标志，要把保障人民健康放在优先发展的战略位置，完善人民健康促进政策。

"科技创新、科学普及是实现创新发展的两翼，要把科学普及放在与科技创新同等重要的位置。"习近平总书记这一重要论述，为新时代医者做好医学知识普及工作指明了前进方向、提供了根本遵循，那就是传播健康理念，力求让主动健康意识深入人心。

"科普，从病人中来，到百姓中去。"山东省研究型医院协会响应国家"全民大健康""科普创新"等一系列战略规划，借助实力雄厚的专家团队，在山东大学出版社的牵头下编纂的"医万个为什么——全民大健康医学科普丛书"问世了。丛书以向人民群众普及医学科学知识，提高全民科学素养和健康水平为根本宗旨，不仅可以在人们心中种下健康素养的种子，还能将健康管理落到实际行动上，让科普成为个人的"定心丸"，成为医生的"长效处方"，进而成为全民大健康的"防护网"。

传递医学科普，是一种社会责任。医道是"至精至微之事"，习医之人必须"博极医源，精勤不倦"，此为专业之"精"；有高尚的品德修养，以"见彼苦恼，若己有之"感同身受的心，策发"大慈恻隐之心"，进而发愿立誓"普救含灵之苦"，这是从医情怀。有情怀，才有品位；有情怀，才有坚持。国际上，很多医学大家也是科普作家。例如哈佛医学院教授、外科医生阿图·葛文德所写的《最好的告别》，传递出姑息治疗的新思路。世界著名的顶级学术期刊《自然》(*Nature*)《科学》(*Science*)创立之初,就秉持科普色彩,直至今日,很多非专业读者仍醉心其趣味性和准确性。在我国,越来越多的医学专家和同仁也开始重视科普宣教,经常撰写科普作品,参加科普访谈,助力科普公益活动,引领大家的健康生活理念,加强疾病预防。

杏林春暖,有百姓健康相托,"医万个为什么——全民大健康医学科普丛书"创作团队带着一份责任和义务,集结 100 多个医学专业委员会,由百余位医学名家牵头把关,近千名医学一线人员编写,秉持公益科普的初心和使命,以心血成此科普丛书。每一本书里看似信手拈来的从容,都是医者从医多年厚积薄发的沉淀。参与创作的医者们带着情怀和担当参与到这项科普工程中,他们躬身实践、博采众长、匠心独运,力求以精要医论增辉杏林。

创作医学科普,是一种专业素养。生命健康,是民生大事。医学科普,推崇通俗,但绝不能低俗。相比于自媒体时代各种信息、谣言漫天飞的现象,这套丛书从一开始的定位就是准确性和科学性,绝不可有似是而非的内容。在内容准确性和科学性的基础上,还力求语言通俗易懂。为此,本系列丛书借鉴"十万个为什么"科普丛书,采取问答形式,就百姓关心的健康问题答惑释疑,指导人们如何科学防治疾病。上到耄耋老者,下至认字孩童,皆能读得懂、听得进,还能用得上,力倡"每个人是自己健康第一责任人"。

推广医学科普,是一种创新传播。科普,不是孤芳自赏,一定要能够打动人心、广泛传播。这就要求有创新、有温度的内容表达方式和新颖的传播形式。内容上,本套丛书从群众普遍关心的问题出发,突出疾病预防,讲述一些常见疾病的致病因素,让读者了解和掌握疾病的预防知识,尽量做到不得病、少得病,防患于未然。一旦得了病,也能做到早发现、早确诊,不贻误病情和错失救治良机。在传播方式上,为了方便读者高效利用碎片化时间,也为了让读者有更多获取健康知识的途径,本套丛书在制作时把每部分内容都录制成音频,扫码即可听书。为保证科普的系统性,丛书以病种划分为册,比如《心血管疾病科普问答》《内分泌与代谢疾病科普问答》《小儿外科疾病科普问答》等,从而能最大限度地方便读者直截了当地获取自己关心的科普内容。最终形成的这套医学科普丛书既方便读者查阅,又有收藏价值,还具有工具书的作用。

　　坚守医学科普,还需要有执着的精神。医学科普的推广、普及并非一日之功,必将是一项长期性、系统性的工程,我们将保持团队的活力和活跃性,顺应时代发展,不断更新知识,更好地护佑百姓健康。

　　这样一群有责任、有情怀、有坚守、有创新的杰出医者为天下苍生之安康所做的这件事,看似平凡,实则伟大。笔者坚信,他们在繁忙的临床、科研、教学工作以外耗费大量心血创作的这套大型医学科普丛书,必将成为医学史上明珠般的存在。不求光耀医史长河,但求为百姓答疑解惑,给每一位读者带来实实在在的健康收益。

中国工程院院士　张运

2023 年 4 月

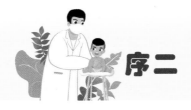

让医学回归大众

欣闻"医万个为什么——全民大健康医学科普丛书",这套由近千名医学领域专家和临床一线中青年医务人员撰写完成的丛书即将付梓,邀我作序,幸何如之。作为丛书总策划、总主编胡三元教授的同窗挚友,能先一睹著作,了解丛书撰述缘由,详读精心编写的医学科普内容,不禁感叹齐鲁医者之"善爱之心"及医学科普见解之独到。

庞大的丛书作者背后是民生温度。从医三十多年,我始终认为大众健康素质和健康意识的提高,是健康中国建设的重要内容。作为医生,应该多写科普类文章,给老百姓普及健康和医学知识,拉近与人民群众的距离,让科普成果切切实实为百姓带去健康福祉。

执好一支笔,写好小科普

医疗是一个专门的领域,由于人体的复杂性,注定了疾病本身往往是非常复杂的。虽然自 19 世纪以来,医学随着科学技术的现代化而飞速发展,人类攻克了很多疾病,但仍有许多疾病严重威胁着人类健康及生活质量。

医防融合是一个老话题,但不应只定格在诊室,还要延伸到诊室外,让医学科普知识融入百姓的日常生活,成为百姓的家居"口袋书",对防病更能起到重要作用。

普通民众的医学知识毕竟有限,在生活水平日益提高的当下,健康无疑是最热门的话题之一,可很多民众的防病及治病方式存在诸多误区,有些方法甚至还有害无益。

得益于互联网传播和智慧医疗的日益发达,许多执业医师走上了科普道路,为民众普及健康常识,提高全民的健康素养。创作医学科普对大众健康有利,而对医者而言,也能丰富自己的知识,精细化自己的思维,在医学求知路上不断前进。"医万个为什么——全民大健康医学科普丛书"作为科普知识的大集锦,依托山东省研究型医院协会雄厚的专家团队,凝聚起了近千名专家和中青年医学骨干力量,掀起"执好一支笔,写好小科普"热潮,在新世纪的今天,可谓功不可没,意义深远。

编好一套书,护佑数代人

科普不仅能够预防疾病的发生,很多已经发生的疾病也能够通过科普获得更好的预后。从这个意义上说,医生做科普的意义绝不亚于治病。从落实健康中国战略,到向世界发出大健康领域的"中国之声",在疾病防治上,我国医者贡献了不少中国智慧和中国方案。

"医万个为什么"脱胎于我们小时候耳熟能详的"十万个为什么"科普丛书,初读就觉得接地气、有人气。丛书聚焦的问题,也全部是与百姓息息相关的疾病疑难解答,全面、权威、可信、可靠。

尤让我耳目一新的是这套丛书创新性地采取了漫画插图以及音频植入的方式,相比单纯的文字阅读,用画图和语音的方式向读者介绍,会更直观。很多文字不易表达清楚的地方,看图、听音频会一目了然、一听而知,能切实助推健康科普知识较快为读者所掌握,不断提升大众对健康科普的认同感,相信丛书出版后,也会快速传播,成为百姓口口相传的"健康锦囊"。

凝聚一信念,擘画大健康

一头连着科普,一头连着百姓;一头连着健康,一头连着民生。

毫无疑问,"医万个为什么——全民大健康医学科普丛书"的编者们举山东之力,聚大医之智,以"善爱之心"成此巨著,已经走在了医学科普传播的最前沿,该丛书在当代医学科普领域堪称独树一帜之作。

我也殷切希望,医者同仁能怀赤子之心,笔耕不辍,医防融合,不断践行"让医学回归大众"的使命,向广大人民群众普及医学知识。期待本丛书成为护佑百姓健康的"金字招牌",为助力健康中国建设做出应有贡献。

最后,向山东省研究型医院协会及各位同仁取得的成绩表示钦佩,并致以热烈的祝贺。

中国工程院院士 宁光

2023 年 5 月

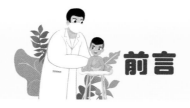

前言

　　儿童时期是中枢神经系统发育的关键阶段，小儿神经系统疾病是儿科常见疾病，其中许多疾病严重危害儿童健康，如癫痫、抽动障碍、多动症等。为了普及小儿神经系统常见疾病的知识，对广大儿童家长进行相关疾病的科普知识宣传，特编写此书。

　　在日常生活中，我们经常会被网络上所谓的生活小知识以及其他来源的不正规医学科普误导。这类"科普"常常对一些现象进行夸大处理，以达到吸引读者兴趣、增加流量的目的，很多人会受这些不真实医学科普的影响。因此，权威的医学科普是非常重要的，它可以避免更多人去相信那些不真实的医学科普知识。

　　当孩子不幸患上神经系统疾病时，许多家长不是马上送孩子去医院，而是先在网络上搜索资料。如果有了权威的小儿神经系统疾病方面的医学科普，就可以让更多的家长知道如何正确处理遇到的问题。科普教育是面向社会开展的科学知识、科学精神和科学技术成果的普及性教育。

　　本书重点介绍了脑炎、癫痫、抽动症、多动症、孤独症、脑性瘫痪、头痛、周围神经病、脊髓病变、共济失调等疾病。虽然本书由医学专家编写，但努力做到对疾病知识的讲解通俗易懂、图文并茂，便于广大读者掌握。

　　本书共有 14 位编者，包括山东省内儿科神经领域的知名专家教授，他们既有丰富的临床实践经验，又有强大的科普能力，在本书编写过程中，各位编者付出了大量的辛勤劳动，在此表示衷心的感谢！

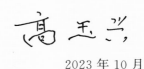

2023 年 10 月

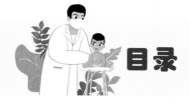

目录

头痛和头晕

共济失调

急性小脑共济失调

神经发育性疾病

注意缺陷多动障碍

抽动障碍

孤独症谱系障碍

脑性瘫痪

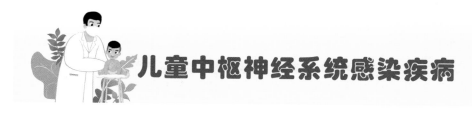

儿童中枢神经系统感染疾病

儿童细菌性脑膜炎

1.什么是细菌性脑膜炎？

顾名思义，细菌性脑膜炎就是细菌进入大脑引起的脑膜炎症。本病是儿童严重感染性疾病之一，好发于冬春季。90％以上的细菌性脑膜炎发生在 5 岁以下儿童，死亡率较高，可达 5％～10％，后遗症发生率更是高达 25％～50％。

儿科医生常常将细菌性脑膜炎机械地分为脑膜炎奈瑟菌引起的流行性脑脊髓膜炎（流脑）和其他细菌引起的化脓性脑膜炎，其中，前者属于传染病。细菌性脑膜炎的其他常见病原菌包括肺炎链球菌、B 族溶血性链球菌和大肠埃希菌。肠球菌、金黄色葡萄球菌、凝固酶阴性葡萄球菌、表皮葡萄球菌、鲍曼不动杆菌等亦有报道。

2.孩子为什么会得细菌性脑膜炎？

由于儿童的防御、免疫功能弱于成人，病原菌容易通过血-脑屏障到达脑膜，引起细菌性脑膜炎。生产时，若产妇患有重症感染、绒毛膜炎，或者早期破水、产程过长、有产道感染史，都可导致新生儿患细菌性脑膜炎。婴幼儿的皮肤、黏膜、胃肠道以及新生儿的脐部也常是感染入侵的门户。鼻窦炎、中耳炎、乳突炎既可作为病灶窝藏细菌，也可因病变进展直接波及脑膜。另外，外伤性或先天性解剖结构缺陷（如皮毛窦、脑脊液耳漏或鼻漏等）、营养不良、未接种相关疫苗均为儿童易发生细菌性脑膜炎的原因。

3.得了细菌性脑膜炎有什么表现？

儿童细菌性脑膜炎以发热、颅内压增高及脑膜刺激症状为典型表现。颅内压增高常表现为剧烈头痛、喷射性呕吐。脑膜刺激征表现为颈项强直、克尼格征(Kernig sign)和布鲁津斯基征(Brudzinski sign)阳性。除此之外，还有惊厥、意识障碍、偏瘫、感觉异常等其他表现。家长一旦发现孩子有这些表现，应及时看医生。

新生儿及小于3月龄的小婴儿表现可不典型，当出现发热或体温不升、反应差、易激惹、前囟饱满、皮肤苍白、黄疸、目光呆滞时，要及时就医。医生一般会给孩子做详细的体格检查，对高度怀疑细菌性脑膜炎的患儿，会强烈要求患儿入院做进一步检查及系统治疗。

流行性脑脊髓膜炎，也就是我们常说的流脑，有其典型症状，普通型除了有以上常见症状，约70%的患者可见皮肤瘀点、瘀斑。暴发型起病急骤，病情凶险，数小时内皮肤广泛出现瘀斑、瘀点，并迅速增多，融合成大片，迅速发展为休克及弥散性血管内凝血。患儿频繁抽搐、昏迷，可导致呼吸衰竭甚至脑疝。

4.如何确诊细菌性脑膜炎？

脑脊液检查是确诊细菌性脑膜炎的主要依据。患有细菌性脑膜炎时，脑脊液外观浑浊、脓样或清亮，压力增高，白细胞总数升高，蛋白质明显增高（少数正常），糖和氯化物降低。发热患儿若伴有头痛、呕吐、意识障碍、惊厥、脑膜刺激征阳性、前囟饱满等，应尽早行腰椎穿刺，取脑脊液检查，以明确诊断。另外，还需要进行血常规检查、外周血培养、颅脑磁共振平扫及增强扫描、视频脑电图等，以进一步协助诊断。

5.什么是腰椎穿刺？

腰椎穿刺是诊断细菌性脑膜炎的重要操作，由于具有创伤性，很多家长对其"谈虎色变"。顾名思义，腰椎穿刺就是从患儿第3～4腰椎棘突间隙进行穿刺，进入蛛网膜下腔，留取脑脊液进行相关实验室检查的常规操作。通常患儿需要侧卧于硬板床上，背部与床面垂直，头向前胸屈曲，两手抱膝紧贴腹部，使躯干尽可能弯曲成弓形。腰椎穿刺时，使用2%的利多卡因进行局麻，以减轻疼痛。穿刺结束后，患儿需去枕平卧4～6小时，以免术后低颅压引起头痛。

腰椎穿刺后常见的并发症有穿刺部位疼痛、渗血渗液、感染、低颅压性头痛、穿刺失败等。少见脑疝形成或加剧、马尾神经损伤等。

腰椎穿刺的禁忌证包括颅内压明显升高，处于休克、衰竭或濒危状态，以及局部皮肤炎症、颅后窝有占位性病变。

6.孩子得了细菌性脑膜炎怎么治疗?

抗生素治疗是重中之重,治疗原则是选取对病原菌敏感、容易透过血-脑屏障、在脑脊液中能够达到杀菌浓度的抗生素,尽早、足量、足疗程静脉给药。细菌性脑膜炎是医学急症,对于临床上疑为细菌性脑膜炎的患儿,建议在入院数小时内行血和脑脊液培养后,开始经验性抗菌治疗。不同病原体疗程不同,脑膜炎奈瑟菌脑膜炎需要 7 天,肺炎链球菌脑膜炎需要 10～14 天,大肠埃希菌脑膜炎需要 3～4 周,而金黄色葡萄球菌脑膜炎需 4～8 周。病原不明时,一般抗生素疗程为 2～3 周。当患儿临床症状消失,体温正常至少 1 周,脑脊液恢复正常,细菌培养阴性时,可停用抗生素。

一般支持治疗包括保持呼吸道通畅,降温,控制癫痫发作,注意维持电解质平衡;低钠可加重脑水肿,颅内压增高时使用脱水剂或利尿剂;对于感染重、存在免疫功能低下者,输注免疫球蛋白、血浆支持治疗;有休克时扩充血容量、纠正酸中毒、应用血管活性药物。

糖皮质激素可有效减少细菌性脑膜炎并发的耳聋和神经系统后遗症。临床常用地塞米松,应在抗菌治疗开始前或同时使用,推荐使用 2～4 天。

7.细菌性脑膜炎有哪些常见的并发症?

细菌性脑膜炎有五大常见并发症,即硬膜下积液、积脓和积血,脑室管膜炎,脑积水,抗利尿激素分泌异常综合征,脑神经和脑实质受损。细菌性脑膜炎患儿在有效抗菌药物治疗 48～72 小时后,体温不退或体温下降后再升高;或一般症状好转后又出现意识障碍、惊厥、前囟隆起、头围增大、颅压增高等症状时,需警惕并发症的发生。

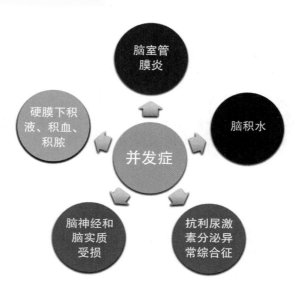

8.如何预防细菌性脑膜炎的发生?

细菌性脑膜炎尤其是肺炎链球菌脑膜炎,大多是由上呼吸道感染发展而来,尤其要重视婴儿呼吸道感染,平时应建立良好的生活习惯,注意保暖,多晒太阳,多呼吸新鲜空气,进行必要的户外活动,以增强身体抵抗力,并避免与患呼吸道感染的患者接触,以尽量防止发生呼吸道感染。

新生儿脑膜炎的预防则与围生期保健有关,应彻底治疗产妇感染。新生儿如果暴露在严重污染环境中,则应使用抗生素预防。

推荐适龄儿童,特别是有脑脊液漏、免疫力低下的患儿常规接种肺炎链球菌、流感嗜血杆菌、脑膜炎奈瑟菌疫苗。

9.如何减少并发症的发生?

孩子得了细菌性脑膜炎,该如何减少并发症呢? 这是家长很关心的问题,可采取这些措施:第一,发现症状及时就诊,以免延误加重病情,错过最佳治疗时间;第二,积极配合检查和治疗,做到早期诊断,及时、正确、足疗程治疗;第三,神经系统并发症可发生在脑膜炎症状开始后的任何时间,包括治疗结束以后,建议进行长期随访。

10.细菌性脑膜炎的预后如何?

细菌性脑膜炎的预后与病原菌、患儿的年龄、脑脊液中的细菌数量、治疗开始的时间、用药是否合理、有无并发症等相关。肺炎链球菌脑膜炎的死亡率为15%～20%,且病情易于复发,约20%的患儿出现严重后遗症;流感嗜血杆菌脑膜炎的病死率为5%～10%;金黄色葡萄球菌脑膜炎的病死率高达50%。25%～50%的患儿可遗留神经系统后遗症,包括听力障碍、认知和语言发育障碍、行为问题、学习困难、运动障碍、癫痫、视力受损和脑积水等。

(侯晓明　陈娜)

急性病毒性脑炎

1.什么是急性病毒性脑炎?

急性病毒性脑炎是儿童时期常见的中枢神经系统感染性疾病,是由多种病毒感染或自身免疫反应引起的颅内急性炎症。多种病毒感染均可引起脑炎、脑膜炎、脑膜脑炎。

2.急性病毒性脑炎有哪些症状呢?

(1)前驱症状:主要为全身感染性症状,如发热、头痛、呕吐、腹泻等。

(2)中枢神经系统症状:如惊厥(抽搐)、意识障碍、行为异常、颅内压增高、运动功能障碍、情绪异常。

(3)病程:一般2～3周,多数患儿可完全恢复,但少数遗留后遗症,如癫痫、肢体瘫痪、智力倒退等。

3.急性病毒性脑炎有年龄分布特点吗?

总体来说,小于2岁的儿童易感染病毒性脑炎,血-脑屏障发育不完善是最主要原因,血-脑屏障是中枢神经系统、循环系统、免疫系统和生物体其他部分之间的界面上的一个物理屏障。这种屏障具有高度有限的渗透性,并负责维持大脑的微环境,2岁以下儿童的血-脑屏障发育不完善,病毒易透过这个屏障侵犯脑实质从而导致脑炎。从年龄分布来看,1岁以下小婴儿的主要病原是肠道病毒和单纯疱疹病毒(HSV),5～9岁以腮腺炎病毒、水痘病毒、腺病毒为主,EB病毒(EBV)易感染大龄儿童。

4.病毒性脑炎需要做哪些检查呢?

(1)脑脊液检查:压力正常或者增高,外观清亮,白细胞总数轻度增高,一般低于300×10^6/L,早期以中性粒细胞为主,后期以淋巴细胞为主,蛋白质大多数正常或者轻度升高,糖和氯化物一般在正常范围内。

(2)病毒学检查:多种方法均可用于检测病毒,如脑脊液病毒分离及特异性抗体测试;可以通过咽拭子和粪便检测肠道病毒,甚至比脑脊液更敏感;可以测试EBV血清学(VCA IgG、IgM和EBNA IgG);可以收集急性期的血清,14天后再收集恢复期血清进行病毒的配对抗体检测等。

(3)脑电图检查:80%以上病毒性脑炎患者脑电图异常,以弥漫性高波幅慢波和(或)局灶性癫痫样活动为主。

(4)影像学检查:病毒性脑炎在CT和MRI上可表现为局部脑实质的异常信号改变,甚至表现为血肿及出血,能够起到定位的作用。

5.怎样预防病毒性脑炎?

(1)平时多锻炼,提高抗病能力,预防感冒和肠道感染,一旦发现,立即进行及时有效的治疗,防止病情恶化。

(2)按时接种麻疹、风疹、腮腺炎等疫苗;灭蚊、防蚊,预防性接种乙型脑炎疫苗。

6.怎样识别重症病毒性脑炎?

临床上常见的病毒性脑炎是轻、中度的,也就是普通型的。重症病毒性脑炎的临床表现不典型,当出现以下表现时可能为重症病毒性脑炎,家长需格外注意:

(1)高热不退,体温可持续在 39～40 ℃及以上,且一般退热药效果不好。

(2)抽搐,多呈全身大发作型,部分有角弓反张。

(3)昏迷,重症脑炎多是深度昏迷,可伴有大小便失禁。

(4)呼吸困难,呼吸节律不规整,呈中枢性呼吸衰竭。

(5)剧烈恶心、呕吐,呈喷射状等。

7.孩子得了病毒性脑炎可能有哪些后遗症呢?

病毒性脑炎患儿可能有以下后遗症:

(1)行为问题、抽动障碍、反复头痛、睡眠障碍和运动障碍。

(2)神经认知障碍:如注意缺陷多动障碍(ADHD)、言语障碍、记忆和学习障碍。

8.疫苗接种对感染病毒性脑炎有影响吗?

近年来,随着疫苗接种的普及,病毒性脑炎的病毒谱发生了很大改变,由于脊髓灰质炎病毒和麻疹病毒疫苗在全世界范围内的广泛接种,脊髓灰质炎病毒脑炎和麻疹病毒脑炎已很少见到。接种流感病毒疫苗后,流感病毒所致脑炎的发病率同样降低了,因此按时接种疫苗非常重要。

(米青)

自身免疫性脑炎

1.什么是自身免疫性脑炎?

自身免疫性脑炎是一类由自身免疫反应所介导的中枢神经系统炎症性疾病。

目前,自身免疫性脑炎患病比例大概为脑炎病例总数的 $10\%\sim20\%$,以抗 N-甲基-D-天冬氨酸受体(NMDAR)脑炎最常见,约占自身免疫性脑炎患者的 80%,其次为抗富含亮氨酸胶质瘤失活蛋白 1(LGI1)抗体相关脑炎与抗 γ-氨基丁酸 B 型受体抗体相关脑炎等。

2.自身免疫性脑炎有什么特点?

自身免疫性脑炎的主要特点为急性或亚急性起病,有癫痫发作、精神行为异常、认知障碍、自主神经异常等。

3.自身免疫性脑炎都有哪些分类?

自身免疫性脑炎包括由免疫介导的累及中枢神经系统的所有疾病,根据是否伴有肿瘤分为副肿瘤性和非副肿瘤性,非副肿瘤性又分为病毒感染性、自身免疫疾病相关性和自身抗体介导性。

根据不同的抗神经元抗体和相应的临床综合征,自身免疫性脑炎可分为三种主要类型,即抗 NMDAR 脑炎、边缘性脑炎、其他自身免疫性脑炎综合征。

随着研究的不断深入,目前已有越来越多的特异抗体被我们所认识,根据抗原部位的不同,可以分为细胞膜抗原和细胞内抗原。即便如此,临床上仍有很多符合自身免疫性脑炎特点的病例找不到相应的抗体。

4.当孩子出现什么症状时,我们要警惕自身免疫性脑炎的发生呢?

首先,这类疾病多是急性或者亚急性起病,即病程一般小于 3 个月,并具备以下 1 个或者多个神经与精神症状或者临床综合征:①边缘系统症状:近事记忆减退(即经常记不住最近发生的事情)、癫痫发作、精神行为异常(可能出现性格改变、行为异常或言语异常,简而言之,就是这个人跟过去的自己相比,像变了一个人一样),出现这 3 个症状中的 1 个或者多个。②脑炎综合征:有弥漫性或者多灶性脑损害的临床表现。③基底节和(或)间脑/下丘脑受累的临床表现。④精神障碍,且精神心理专科认为不符合非器质疾病的特点。

5.考虑自身免疫性脑炎时,孩子需要做哪些检查?

考虑自身免疫性脑炎时,需做以下检查:

(1)脑脊液检查。

(2)神经影像学或者电生理检查。

(3)与自身免疫性脑炎相关的特定类型的肿瘤检查,如边缘性脑炎合并小细胞肺癌,抗 NMDAR 脑炎合并畸胎瘤。

(4)确诊实验。

6.抗 NMDAR 脑炎与传统意义上所说的脑炎有什么区别?

传统意义上所说的脑炎通常是指中枢神经系统感染所致的脑炎,如病毒、细菌、支原体等病原体感染所引起的脑炎,而自身免疫性脑炎是由自身免疫反应所介导,偶尔可以继发于中枢神经系统感染的脑炎,如单纯疱疹性脑炎等。在临床对自身免疫性脑炎认识不清时,通常会将自身免疫性脑炎误诊为病毒性脑炎,但两者在临床表现、实验室检查、影像学检查等方面均有较大差异。

急性病毒性中枢神经系统感染是儿童最常见的中枢神经系统感染疾病之一,临床特征为急性起病的发热、头痛、呕吐、惊厥或意识障碍。如果以抽搐、意识障碍、精神行为异常、局灶神经系统症状等脑实质受累表现为主,可称为病毒性脑炎。病毒性脑炎多为自限性,但一些重症病毒性脑炎可导致严重的临床过程和较高的病死率及致残率,成为危害儿童健康、致残甚至致死的重要原因之一。

抗 NMDAR 脑炎患儿以精神行为异常或者认知障碍为首发症状的例数较多,而病毒性脑炎患儿起病多以意识水平下降为多见。

7.当孩子出现哪些症状时,需要考虑抗 NMDAR 脑炎呢?

抗 NMDAR 脑炎有较为特异性的临床表现,主要有六项核心症状:①精神行为异常或者认知功能障碍。②言语功能障碍(强直性语言、言语减少、缄默)。③癫痫发作。④运动障碍/不自主运动(肢体远端或口咽部自动症等)。⑤意识水平下降。⑥自主神经功能障碍或者中枢性低通气。

8.诊断抗 NMDAR 脑炎时,我们需要完善哪些检查?

诊断抗 NMDAR 脑炎时,需要完善以下检查:

（1）脑脊液检查。

（2）头颅 MRI。

（3）头正电子发射计算机断层显像（PET）。

（4）脑电图。

（5）肿瘤学检查。

9.如果孩子已经确诊了抗 NMDAR 脑炎,需要进行哪些治疗?

儿童抗 NMDAR 脑炎重症患儿比例较高,达到 70%,所有患儿在疾病的进程中均有可能发展为重症抗 NMDAR 脑炎。文献报道,重症抗 NMDAR 脑炎患儿在重症监护室（ICU）的平均治疗周期为 1～2 个月,病死率为 2.9%～9.5%。不同中心的队列研究均显示,入住 ICU 是本病预后不良的危险因素之一。

因此,对符合 2016 年《柳叶刀·神经病学》（*The Lancet Neurology*）的抗 NMDAR 脑炎确诊标准或符合 2020 年的儿童自身免疫性脑炎诊断标准中确诊抗 NMDAR 脑炎的患儿,无论病情轻重,也无论是否已出现自发缓解的趋势,只要症状未恢复至基线状态,均建议立即开始一线免疫治疗。

10.孩子在治疗过程中长期大量使用糖皮质激素,有哪些注意事项?

（1）静脉使用中的注意事项:糖皮质激素静脉大剂量冲击易加重感染,冲击过程中可能出现高血压、高血糖、低钾血症、心律失常、消化道溃疡等。冲击过程中根据情况酌情使用心电监护,测血压,必要时口服或静滴质子泵抑制剂,建议每天测血糖,每周监测血钾。对于存在严重感染、难以控制的高血压和高血糖的患儿,应避免使用大剂量激素冲击治疗。

（2）口服维持治疗的注意事项:长期口服糖皮质激素的过程中,可能出现高血压、高血糖、骨质疏松、肥胖、矮小、青光眼、感染增多等不良反应。治疗过程中如出现发热性疾病,应及时到医院就诊,积极给予抗感染治疗。口服过程中应监测血压,每月查血糖、血脂、血钾、眼压、身高、体重等。尽管股骨头坏死在儿童中较为罕见,但仍需特别关注骨骼方面的不良反应,定期监测骨密度,定期进行骨科评估。建议同时口服维生素 D 600～800 单位/日和钙剂 1000～1200 毫克/日。

11.抗 NMDAR 脑炎的预后如何? 以后还会复发吗?

自身免疫性脑炎总体预后良好。80% 左右的抗 NMDAR 脑炎患者功能恢复良好(改良 Rankin 评分 0～2 分),早期接受免疫治疗患者和非重症患者的预后较好。重症抗 NMDAR 脑炎患者的平均重症监护病房治疗周期为 1～2 个月,病死率为 2.9%～9.5%,少数患者完全康复需要 2 年以上。

自身免疫性脑炎患者在症状好转或稳定 2 个月以上而重新出现症状,或者症状加重则视为复发。抗 NMDAR 脑炎患者复发率为 12.0%～31.4%,可以单次复发或者多次复发,复发的间隔平均为 5 个月,通常复发时的病情较首次发病时轻;肿瘤阴性患者和未应用二线免疫治疗的患者复发率较高。

(高月娜)

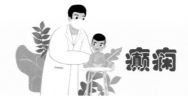

癫痫

1.什么是癫痫？

癫痫是神经系统最常见的发作性疾病,是神经系统(大脑)受累的一种复杂表现形式,它是以反复出现、突如其来、可短暂影响脑功能的癫痫发作为特征的一大组疾患的总称。癫痫在任何年龄和种族的人群中都有发病,但以儿童和青少年发病率为高。癫痫发作有以下几个特点：

(1)发作性:患儿平时表现正常(有基础疾病的除外),突然发作,自行终止,一般不会超过5分钟,发作后除有短暂的睡眠或者劳累表现外,平时表现得就像没病的孩子一样,这就是癫痫的发作性。

(2)反复性:癫痫是反复发作的,只有一次发作在大部分情况下是不能诊断癫痫的,也不需要治疗。

(3)刻板性:也就是大部分癫痫的发作,每次表现基本相同,极个别的癫痫发作形式多样。应当明白一点:癫痫是一大类疾病的总称,里面包含多种疾病,每一个患儿的癫痫发作也不尽相同,也就是说,同是诊断为癫痫的患儿,他们的表现不一定相同,治疗效果和预后也不一定相同。如同肺结核患者常有咳嗽、发热和盗汗一样,癫痫患者的共同特点是临床上反复出现癫痫发作。

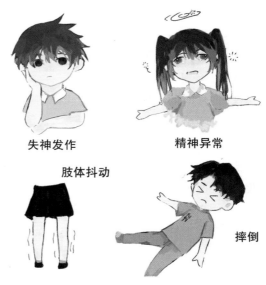

失神发作

精神异常

肢体抖动

摔倒

2.癫痫是"羊癫疯"吗?

严格意义上讲,癫痫与"羊癫疯"并不完全是一样的,平时讲的"羊癫疯"俗称"羊角风""羊羔疯",实际上指的是癫痫发作中的强直-阵挛发作和强直发作,表现为突然发作倒地,意识丧失,全身抽搐,口吐白沫,两眼向上翻,这只是癫痫发作的一种形式,癫痫还有其他多种表现形式,后续会有详细介绍。

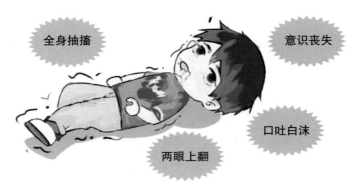

3.家长怎样描述孩子发作时的状态?

孩子发作时的表现,包括发作形式、意识状态等,对医生的诊断、治疗、预估预后等都有非常重要的作用。由于癫痫是一种发作性疾病,医生很难见到孩子发作时的状态,都是通过家长或监护人的描述来判断,有些家长夸大孩子发作时的表现,也有些家长淡化孩子的发作表现,这给医生的诊断和治疗造成了很大的困扰,有时会误入歧途。

因此,客观真实地向医生描述孩子的发作非常重要,包括孩子发作前的一般情况,发作时的表现,有没有意识障碍,持续时间,发作后的情况,有没有困倦等,其中意识障碍问题尤为重要。

简单来说,观察孩子发作时的意识状态就是观察孩子清醒不清醒,在描述伴有意识完全丧失的发作时,家长观察一般没有太大问题,因为孩子意识完全丧失,家长叫他完全没反应。但对于一些意识没有完全丧失,仅仅是减低的患儿,家长应高度注意,如果是对答明确,那就是不伴有意识丧失;如果是答非所问,或者反应迟钝,那就是伴有意识障碍。家长千万不能以一句"叫他有反应"来回答医生关于意识的问题,应当具体描述反应的程度,是和平时一样,还是反应慢,以免造成医生误判。

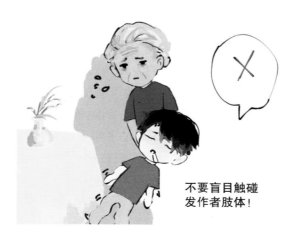

不要盲目触碰
发作者肢体！

4.孩子患了癫痫,家长是否应该告诉老师实情?

如果孩子常在学校犯病,校方应该知道实情。

一方面,家长可以向校方解释孩子犯病时表现、服药情况、药物不良反应、发作需要哪些急救处理等,这样老师和同学就可以帮助您的孩子,患儿在学校也会像在家里一样有安全感。

另一方面,老师反馈的有关孩子在学校的犯病情况、学习情况、行为改变,以及与其他同学之间的关系等信息,对家长和治疗医生都很有价值。提前告诉校方的另一个好处是,老师和同学们会对发作提前有心理准备,不至于在面对突然发作时惊慌失措,甚至由于对癫痫不了解而把患儿看成"另类人",进而嘲笑或孤立患儿。

5.孩子得了癫痫,家长应该如何面对?

首先,父母应该了解癫痫这种病到底是怎么回事,这一点很重要。可以通过医生或其他途径了解相关知识,消除对癫痫的误解。前面已经多次提到,大部分患儿经过正规专业的治疗可以很好地控制癫痫发作,60%～70%的患儿经过治疗可以完全做到不再发作,因此,家长不能有类似"天塌了"的焦虑,尤其在面对年龄稍大的孩子时,孩子往往很敏感,家长的焦虑很容易误导孩子。

其次,在日常生活中,家长应尽量像对待正常孩子一样对待癫痫患儿,从各方面向孩子传递"你是健康的,没有什么大不了的疾病"的信号,使患儿能正常成长。尽量不要把疾病时常挂在嘴边,限制孩子活动。另外,咨询曾经有过类似问题的家庭,尤其是有癫痫患者的家庭,也是一个不错的选择。

6.孩子的检查结果正常,没有任何原因怎么会得癫痫?

癫痫是一种以具有持久性产生癫痫发作倾向为特征的慢性脑部疾病。它不是单一的疾病实体,而是一种有着不同病因基础、临床表现各异但以反复癫痫发作为共同特征的慢性脑功能障碍疾病。目前,有很多癫痫患儿的病因并不能确定,换句话说,以目前的技术手段还有很多癫痫找不到病因,随着检查技术手段的进步,将来可能找到。国际抗癫痫联盟将这类癫痫归类为原因不明的癫痫。癫痫的诊断主要依据脑电-临床表现,并不是说找不到病因就不能诊断癫痫。

7.癫痫有哪些易患因素?

如果具有以下一种或多种因素(情况),意味着比没有这些因素时有更多患癫痫的机会。这些因素包括:出生时低体重儿、出生后一个月内出现癫痫发作、先天脑结构异常、脑外伤史、脑部缺氧史、颅内出血史、脑血管畸形、脑肿瘤、颅内感染(脓肿、脑炎及脑膜炎)、脑梗死、脑瘫史、精神智能发育迟滞、脑创伤急性期出现癫痫发作、有癫痫或热惊厥的家族史、有持续时间较长的热惊厥史、老年性痴呆、有特殊用药史(如可卡因)等。需注意的是,具有上述情况的人并非一定会患上癫痫。实际情况是,在具有上述因素(情况)的人群中,仅有少数人会得癫痫。另外,在已经患有癫痫的患者中,有相当一部分患者找不到上述任何因素。

8.癫痫儿童是否能玩电子游戏?

目前,没有科学证据显示电子游戏本身可以导致癫痫发作,所以大多数癫痫孩子可以玩电子游戏。不过,应该掌握合适的尺度。玩游戏所导致的过度疲劳、紧张或者快速大喘气有可能诱发患儿癫痫发作,所以不建议牺牲睡眠时间玩游戏,尤其应避免不按时睡觉、通宵玩游戏的做法;有些光敏感癫痫患者在面对屏幕闪光时可能会发作。不过总体来讲,发生这种情况的概率并不是很大。

9.父母都没有癫痫,孩子为什么会得癫痫?

这个问题牵扯到癫痫病因学的遗传性病因问题,在过去,大家一提到癫痫就认为这是一种遗传病,就是简单的上一代传给下一代,这实际上是一种误解。国际抗癫痫联盟 2017 年提出了新的癫痫分类框架,将癫痫病因分为六类,遗传性病因只是其中的一种,而且这里所说的遗传性病因并不仅仅是上一代传给下一代那么简单。遗传性癫痫由一种已知和(或)推断的遗传缺陷直接导致,癫痫发作是该病的核心症状。

这里包括两种情况:一种是大家理解的家系遗传,整个家族中均遗传易感,如儿童失神癫痫,根据既往家系研究及双生子研究的充分证据,已经公认典型的儿童失神癫痫是家系遗传,但并非每个成员都会发病;第二种情况目前相对多见,即患儿基因变异,父母均没有此种致病基因,但患儿发生基因变异出现癫痫,或者父母虽然存在此种基因,但由于多种原因症状表现不明显而没有癫痫病,这就是基因表达不全。此外,环境因素在癫痫的遗传性病因中也会起到很重要的作用。因此,不能把癫痫简单地理解为一种遗传病。

10.孩子得了癫痫,将来他(她)的孩子也会患癫痫吗?

即使是家系中没有癫痫患者的普通人,一生中也有患癫痫的风险,这一概率小于2%。男性癫痫患者,其后代患病的比例仅仅比普通人群高一点。女性癫痫患者,其后代发病的比例也不会超过5%。如果父母双方都患有癫痫,则后代发病比例会相应增高些。可见,绝大多数情况下,癫痫患者的后代不会患病,尽管某些类型癫痫患者的后代患病风险会有所增加。一般来讲,对后代患病的担心常常不是拒绝要孩子的充分理由,因为后代患病的风险较低;即使后代不幸患上癫痫,大多数患者的发作都可在应用合理药物后得到控制。

11.儿童打疫苗会引起癫痫吗?

已有的研究和观察显示,免疫接种不会引起癫痫。不过,有些患者在接种疫苗后1～2天可能有惊厥发作,随后发现孩子发热。这种情况很可能仅仅是一次热惊厥发作,也就是说,是发热而不是疫苗导致了癫痫发作。为了避免出现发热,父母可以在发热出现前就给孩子服用退热药(如泰诺、芬必得等)。通常情况下,接种疫苗后出现一次抽搐发作的孩子还是可以打其他疫苗的。

12.孩子得了癫痫,一定要做基因检测吗?

原则上来讲,任何没有找到明确获得性病因的癫痫均应考虑是否为遗传性癫痫,均应行基因检测。但这个问题也要综合考虑:一方面,基因检测费用昂贵,而且现在未纳入医保范围,对于有些家庭负担过重;另一方面,如果患儿发育情况良好,癫痫发作控制良好,可以暂缓进行基因检测。

如果出现以下情况,建议进行遗传性癫痫的排查:①新生儿或婴儿期起病的癫痫。②有癫痫家族史。③常规检查原因不明的癫痫性脑病。④合并发育迟缓或孤独症表现,尤其在癫痫起病前这些发育异常即存在。⑤合并发育畸形、生长迟缓、喂养困难等。⑥双侧广泛皮质发育畸形。⑦符合遗传性癫痫的特定临床表现,如结节硬化等。⑧难治性癫痫。

13.基因检测是不是越贵越好?

这种说法不全面,基因检测并不是越贵越好,应根据具体情况选择合适的检测种类。

(1)临床诊断明确的特征性很强的癫痫综合征,且单一基因突变可以解释,可以采用一代桑格测序直接进行致病基因检测及多重连接探针扩增技术(MLPA)检测该特定基因的拷贝数变异(CNV),如果上述检测结果均为阴性,再进行二代测序的选择。

(2)如果临床诊断的癫痫有多个已知的致病基因,如婴儿痉挛症等,建议首选二代测序遗传检测。

(3)临床有些特殊的遗传性癫痫可以有多种遗传学致病机制,单用常规的全外显子测序有可能漏诊,如天使综合征,需要加做特殊检测。另外,线粒体疾病即使用全外显子也无法检测,需进行线粒体DNA的全长测序来检测突变。

总之,不能单纯认为基因检测价格越高越好,还需根据孩子的临床表现等信息综合考虑,选择适合孩子的基因检测手段。

14.孩子头颅磁共振正常,为什么还会得癫痫?

磁共振属于影像学检查的一种,应用于癫痫患儿主要是寻找引起癫痫的结构性病因。神经影像学检查既不能作为癫痫病的确诊标准,也不能作为癫痫病的排除标准。癫痫患儿,尤其是首次确诊的患儿进行神经影像学检查是非常有必要的,对于寻找引起癫痫的结构性病因有很大帮助,因为有可能发现一些引起癫痫发作的"病根儿",如脑肿瘤或血管畸形。如果发现了这些病因,则可能需要手术治疗,而不仅仅是药物治疗。有些慢性癫痫患者,如果药物治疗效果不佳,在考虑手术治疗前,也需要进行详细的影像学检查来寻找病灶。对于以前脑内有病变的患者,尤其是那些可能发生变化的病变,在随诊过程中也需要定期复查影像,以观察变化情况。

癫痫的诊断通常是临床诊断,临床上只要具备两次或两次以上的惊厥发作,发作间隔时间大于 24 小时,发作形式符合突发、突止,形式刻板,反复发作等特点,就可以临床诊断为癫痫。在临床上经常遇到明确的癫痫发作,但脑电图、头颅磁共振都正常的情况,造成这种情况的原因众多,如某些癫痫综合征在不发作的时候放电量很少,做脑电图检查时未监测到放电;某些癫痫放电为脑的深部放电,常规的头皮脑电图不能监测到;头颅磁共振只能看到孩子的脑结构是否正常,部分癫痫患者脑结构是完全正常的,或有细微的异常,或仅有功能上的异常,这些情况难以在普通的头颅磁共振上发现。

15.引起癫痫的病因有哪些?

根据 2017 年国际抗癫痫联盟提出的癫痫分类框架,癫痫病因分为六类:

(1)遗传性病因:由基因或遗传缺陷导致的癫痫。

(2)结构性病因:指神经影像学检查发现的脑结构性异常,经临床评估,可以推测该神经影像学检查异常很可能就是患儿发作的直接原因,如卒中、出血、外伤、肿瘤、脑发育畸形等。但这并不说明神经影像学发现的结构异常就一定是癫痫的病因,二者必须存在因果关系,即结构异常是因,癫痫是果,但在临床中有很多二者不搭边的情况,如有很多患儿在行头颅磁共振检查时发现颅内囊肿,根据脑电图以及患儿发作判断,癫痫发作与所发现的囊肿并无关系,即囊肿虽然是"坏人",但不是这起案子的"凶手"。

(3)感染性病因:分两种情况,一种是慢性感染,如巨细胞病毒感染、弓形虫感染等,这些情况在非洲和南美洲的某些地区是导致癫痫的常见原因之一,在我国并不多见;另一种情况是指感染后出现的癫痫,如感染性脑炎感染急性期之后出现慢性反复性癫痫发作。

(4)代谢性病因:比较少见,但在婴幼儿期相对多见。

(5)免疫性病因:这是近年来认识到的一系列有特殊表现的免疫性癫痫,主要与自身免疫性抗体有关。

(6)病因不明:前面已经提到这类癫痫,目前的技术手段还不能确定一些癫痫的病因,只能依靠基本的脑电-临床表现作出癫痫的基本诊断。

16.为什么要查找癫痫的病因?

明确癫痫的病因可以进行精准治疗,虽然某些遗传性癫痫尚无针对基因缺陷的特效药物,只能依靠抗癫痫药物控制症状,但明确病因可以判断患儿的预后,可以对以后的优生优育做出指导;而且某些特异性代谢障碍导致的癫痫对于特异性治疗非常重要,部分遗传代谢性疾病相关的癫痫有针对性的治疗方法,有些甚至有非常好的效果,如果在早期进行及时特异性治疗,可以达到癫痫完全控制,使患儿智力接近正常或完全正常,如吡哆醇依赖性癫痫。

17.什么是癫痫发作?

癫痫发作是由于脑神经细胞群异常过度同步化放电而导致的脑功能障碍。它是具体的症状表现,由于影响大脑的部位不同,临床表现也不同。最常见的是意识丧失或意识改变、局部或者全身肌肉的强制性或痉挛性抽搐及感觉异常,也可以有行为异常、情感和知觉异常、记忆改变等。根据表现的不同,可以将癫痫发作分成多种类型,有些癫痫发作很明显,如全身大发作;有些发作很轻微,不仔细观察会被漏掉,如手部肌阵挛发作;还有些癫痫发作只有患者自己能感觉到,旁人无法感知,如似曾相识感或视幻觉。

18.癫痫发作和癫痫是一回事吗?

二者不是一回事。癫痫发作,简而言之是具体的症状表现,而癫痫则是一种疾病层面上的概念。可以这样理解:孩子患有肺炎这种病(相当于癫痫),该患儿表现为发热、咳嗽和喘憋(相当于癫痫发作)。癫痫(疾病)的特点是临床上出现反复癫痫发作(症状),诊断为癫痫的患儿一般都有癫痫发作,而有癫痫发作者不一定患有癫痫,如热性惊厥的表现也是发热诱发的癫痫发作,但由于它是有诱因的,所以不诊断为癫痫,就像咳嗽的孩子不一定都患有肺炎,肺炎的孩子大部分都咳嗽是一个道理。

19.癫痫发作都有哪些类型?

癫痫发作的分类主要根据发作的最初表现分为局灶性发作(过去称为"部分性发作")和全面性发作,还有一类是起始不明的发作。各大类下面还分有很多亚类,这些亚类一般根据运动性和非运动性发作进行分类,局灶性的发作还要根据知觉状态的情况分为伴有知觉损伤的局灶性发作(相当于过去说的"复杂部分性发作")和不伴有知觉损伤的局灶性发作(相当于过去所说的"简单部分性发作")。常见的运动性发作包括强直-阵挛发作、阵挛发作、强直发作、失张力发作、痉挛发作等。

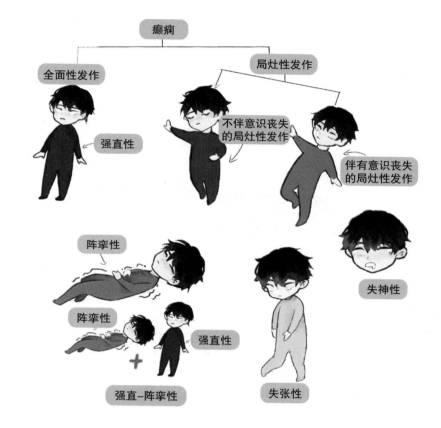

20.癫痫发作可以导致死亡吗?

癫痫发作导致死亡的情况极其少见,但也确实可能发生。其原因包括癫痫患者意外死亡、发生意外事故(如高处坠落、溺水、车祸等)、心律失常。另外,严重的癫痫持续状态也可导致死亡。

21.什么是癫痫持续状态?

癫痫持续状态的传统定义是一次发作持续 30 分钟而不停止,或者反复多次发作且发作间歇期患儿意识没有恢复正常的一种状态。对于 30 分钟这个时间界定,目前存在争议。2015 年国际抗癫痫联盟为癫痫持续状态定义了两个时间点,即 T1 和 T2:超过 T1 时间点发作就不会自止;超过 T2 时间点就会造成大脑的不可逆损伤。每种发作持续状态的这两个时间点并不一样,如强直-阵挛发作为 5 分钟。癫痫持续状态有很多类型,有些类型很严重。例如,大发作的持续状态就是一种可威胁生命的严重发作情况,持续发作会损伤大脑、心脏、肺脏、肾脏等多个脏器,甚至造成死亡。出现持续状态时,患者应立即被送往医院进行抢救治疗。在临床工作中,会见到因不规律服药、擅自调整药物剂量、执行不合理换药方案而导致癫痫持续状态的病例。

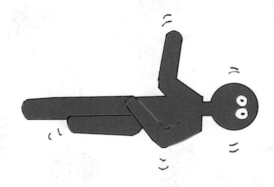

22.什么是局灶性发作?

局灶性发作是指在发作刚开始,癫痫放电起源于大脑某一局部区域,分为伴有知觉损伤的局灶性发作和不伴有知觉损伤的局灶性发作。在局灶性发作的患儿,对知觉状态的判断很重要,可以测试发作中的患儿对外界的反应性或者询问患儿能否回忆发作,尽管反应性不完全等同于知觉,但对于不具备医学知识的患儿家长,能做到判断患儿发作时对外界的反应性已经难能可贵了。

23.什么是先兆?

有些患儿在发作前会有一些特殊感觉或其他警示征兆,随后才出现明显的发作。这种感觉或征兆称为先兆,实际上,先兆本身就是一种发作,或者发作开始的那部分。很多情况下,如果患儿本人不主动说,其他人是无法知道先兆的具体内容的。换句话说,要向患儿询问才能知道。先兆的内容因人而异,例如,有些人感到害怕,有些人则视物变形或看到实际上并不存在的东西(幻视),或听到实际上并不存在的声音(幻听)。一般而言,每个患儿的先兆内容多是固定的、刻板的,也就是说,每次先兆的内容、持续时间都差不多。尽管有些先兆可能会令患者不舒服,但是有先兆并非坏事,先兆可以起到警示作用。例如,常有患儿家长描述:"孩子一和我说头晕想吐,我就知道可能要发作了。"确实,据临床观察,有先兆的患者,发生严重外伤的机会相对较少。

24.为什么要关注先兆?

了解先兆的具体情况有很大意义,因为不同的大脑皮质区有不同的功能,起源于不同脑区的先兆会有不同的临床表现。因此,通过询问先兆的内容,可以向医生提供有关起源脑区的信息。例如,每次发作前都有心里很害怕的感觉,这提示发作起源于颞叶内侧区(杏仁核)的可能性较大。另外,分析先兆内容的演变过程,还能提供有关癫痫放电在脑内如何传播的信息。例如,先感到恐惧,然后出现"似曾相识"的感觉,最后口里出现奇怪味道,这样的演变方式提示癫痫放电在大脑内发生了传导。

25.什么是失神发作?

失神发作属于全面性非运动性发作,典型的表现为突然终止正在进行的动作,双眼凝视,对外界刺激无反应,持续数秒或者数十秒后突然恢复,继续之前中断的动作,但是不能回忆当时的状态,类似于发呆,但是发呆可以被打断,也能回忆。由于失神发作持续时间短、没有动作性发作,往往被家长所忽视,等到发作频繁或被学校老师发现时,家长才带患儿就诊。

26.我的孩子为什么会得癫痫?

癫痫是一种常见疾病,据统计,癫痫的发病率为 4‰～7‰,据此估算,我国有 600 万左右的活动性癫痫患者,同时每年有 40 万左右新发癫痫患者,所以说癫痫是一种常见疾病,婴幼儿及儿童是癫痫发作的高发人群。引起癫痫的病因很多,如感染、遗传代谢、结构异常、基因异常、免疫损伤等。医生需要认真寻找引起癫痫的原因,如果能确定癫痫发病的病因,针对这个病因又有特异性的治疗,就可在控制癫痫发作的同时进行病因治疗;但如果无法明确癫痫发病的病因,或针对病因没有特异的治疗方案,就只能积极控制癫痫发作。其中,部分癫痫患者为特发性,除了和遗传因素有一定关联之外没有其他明显的原因,这部分孩子多数具备年龄依赖性的特点,随着年龄增长,癫痫发作有自行缓解的趋势。因此,得了癫痫也不用过度紧张,应积极寻找癫痫的病因,积极规范的抗癫痫治疗是改善预后的关键。

27.如何处理首次出现癫痫发作的孩子,通常需要做哪些检查?

首先,应到正规的医院就诊,陪同就诊的人员最好是癫痫发作的目击者,如父母、老师、同学、朋友等，以便向大夫提供详细的发作过程，这对医生判断孩子的病情十分有用。其次，到达医院后，主诊医生通常会根据孩子的具体情况，选择完善头颅磁共振、脑电图、血生化、心电图等相关辅助检查，部分情况下还需要完善脑脊液检查、遗传代谢筛查或基因检测等。这些检查都是为了明确癫痫的病因、指导治疗和辅助判断可能的预后。

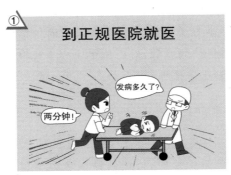

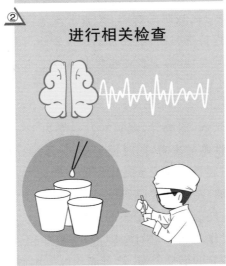

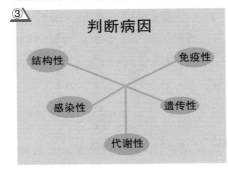

28.家里没有癫痫家族史,为什么孩子还会得癫痫?

引起癫痫的病因众多,遗传因素只是癫痫发病的重要因素之一,但不是唯一的因素。除遗传因素以外,还有感染、外伤、免疫、结构异常等众多因素。就遗传因素本身而言,情况也比较复杂,遗传方式的不同、患者自身出现新的基因突变等都可能导致癫痫。

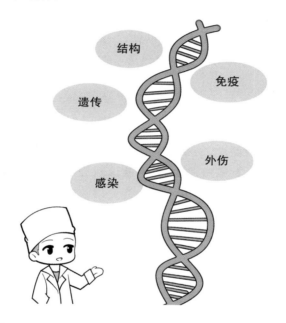

29.癫痫会传染吗? 会遗传吗?

癫痫不会传染,这是确定的。癫痫会不会遗传是医生在日常工作中被问到次数最多的问题之一,答案相对复杂,简单回答"能"或"不能",似乎都不能让人完全放心。

在某些癫痫类型中,遗传因素发挥重大作用,如原发性癫痫。同时,症状性癫痫也受遗传因素的影响。

癫痫的遗传方式多种多样,不同癫痫类型的遗传方式也不同。总体而言,多数为多基因遗传,少数为常染色体显性遗传,也有隐性遗传或与性染色体相关。在临床工作中,有些癫痫类型染色体异常的部位已经比较明确,如结节性硬化症、婴儿严重肌阵挛癫痫(Dravet综合征)、良性家族性新生儿惊厥、显性遗传性夜间额叶癫痫等。随着科学技术的不断发展,越来越多的癫痫致病基因将被发现。

30.脑电图异常就是癫痫吗？

脑电图异常就是癫痫吗？不是的。癫痫的诊断最终还需要临床诊断，脑电图仅为一项辅助检查项目，脑电图主要反映脑功能的状态，导致其异常的原因很多，如感染、劳累、熬夜、精神高度紧张、服用某些药物等，在这些情况下，即使脑电图异常，只要没有临床发作，一般不能诊断为癫痫。当然，在多数情况下也不需要药物治疗，只是临床观察，注意定期复查脑电图就可以。另外，在少数完全正常人群中也存在脑电图轻微异常的情况，这种情况多为良性，更不能诊断为癫痫。因此，单纯脑电图异常是不足以诊断癫痫的。

31.脑电图有癫痫样放电，但没有癫痫发作，能诊断癫痫吗？需要治疗吗？

这个问题不能一概而论，需要看具体情况。一般情况下，如果脑电图仅有少量的癫痫样放电而没有癫痫发作，是不能诊断为癫痫的，也不需要抗癫痫治疗。但在一些特殊情况下，如获得性癫痫性失语临床发作非常稀少，甚至缺少临床发作，但脑电图显示癫痫样放电很多，在这种情况下就需要诊断癫痫，并给予正规的抗癫痫治疗。

32.孩子在癫痫没发作时做脑电图，能捕捉到异常放电吗？

脑电图是诊断癫痫的重要措施，通过脑电图检查可以得到很多有价值的临床信息。部分患者对于做脑电图都有一个顾虑：不发作时能捕捉到异常放电吗？答案是：大多数患者可以。癫痫患者并不是只有在发作时才会放电，实际上在平时也会有异常放电，称为发作间期放电，一般为散在放电，不引起临床发作。因为多数门诊脑电图检查时间短，大多数癫痫患者在做脑电图时，只能获得发作间歇期脑电图。对于已确诊的癫痫患者，若正在进行抗癫痫药物治疗，则间歇期脑电图就可以满足需要。若患者有临床发作，但仅从临床表现上不能完全确定是否为癫痫发作，这种情况下最好进行长程视频脑电图监测，以期在脑电图监测中捕捉到患者的发作，以此来明确发作的性质。

因此，癫痫患儿即使在没有发作的时候做脑电图，也是有临床意义的，大部分患儿都可以通过这种脑电图对疾病进行诊断。但是，有一部分患者则需要做长程视频脑电图，这种脑电图的监测效果更好，而且更为连续，诊断也更为精确。

33.热性惊厥是癫痫吗?

热性惊厥并不等于癫痫,其临床特点为与发热明确相关的癫痫样发作。人的一生中可以仅出现 1 次热性惊厥,也可以出现多次。热性惊厥一般发生于 6 岁以下患儿,临床上分为单纯型和复杂型两种类型。

热性惊厥是小儿常见病,据不完全统计,5 岁以下婴幼儿的发病率为 2%~3%,多种原因(如上呼吸道感染、肺炎、腹泻等)引起发热,体温上升过快、过高引发惊厥发作。惊厥发作多发生于发热性疾病,病初体温骤然升高时,表现为强直或强直阵挛发作,一般持续数分钟,多数小于 5 分钟,自行停止,24 小时内发作不超过 2 次,除外脑器质性疾病、颅内感染性疾病等即可诊断。

34.孩子的癫痫是不是被吓出来的,有哪些因素对癫痫发作起到促发作用?

除某些罕见的癫痫类型外,如惊吓性癫痫,惊吓多数不是癫痫发作的直接原因,但可以作为一种促发因素存在。在日常生活中,有很多因素可以对癫痫发作起到促发作用,如劳累、感染、精神紧张、过度应激、作息规律改变(熬夜或睡懒觉)等,过量食用一些兴奋性食物,如浓茶、咖啡、功能饮料等也会对癫痫发作起到促发作用。但这些因素仅仅是癫痫发作的促发因素,不是癫痫发作的直接病因,尽管如此,在日常生活中也应该尽量避免这些因素,以期得到更好的治疗效果。

35."癫痫小发作"是什么? 需要治疗吗?

首先"癫痫小发作"这个名词现在已被废弃,过去多数是指发作时肢体动作幅度小或没有明显的肢体动作,如失神发作。这些发作看似临床表现轻微,但也会对患者的脑功能产生一定的影响。因此,无论发作时肢体动作幅度是大是小,只要是临床明确的癫痫发作,均应引起足够的重视,及时就医,寻求正规的诊断和治疗。

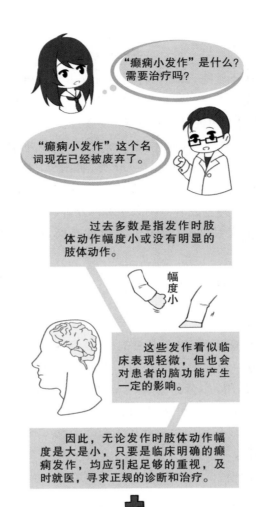

36.目前,有哪些治疗癫痫的手段?

随着科学技术的进步和研究者对癫痫认识的不断加深,治疗癫痫的手段较以往有了很大的进步。目前,药物治疗仍是首选方法,也是重要的治疗方法,大部分癫痫患者可以通过恰当的药物治疗达到无发作的治疗目标。除此之外,还有部分癫痫患者需要采取生酮饮食、迷走神经刺激术、脑深部神经核团刺激术或癫痫外科手术等治疗方法,通常,这些方法多应用于难治性癫痫。对于大多数癫痫患者来说,正规、恰当的药物是首选治疗方法,也是有效的治疗方法。

37.每天口服抗癫痫药的时间需要精确到分钟吗?

规律服用抗癫痫药物是保证治疗效果的关键,因此服药时间确实应该尽量准确,但这并不意味着必须准确到分钟。例如,婴儿的睡眠时间一般很长,而且没有很好的规律性,有的家长为了按时按点给孩子喂药,想尽办法把孩子弄醒。但是,频繁干扰孩子睡觉可能不利于孩子身体的生长发育。服药的时间有小幅度改变对于整个血药浓度的影响很小。

因此,服药的时间只要按照医嘱尽可能均匀分布即可,比如一天服 2 次药,如早晚都 7～8 点服用,每次服药时间相差半个小时左右是没有问题的。

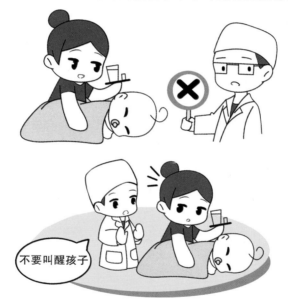

38.抗癫痫药物有依赖性或成瘾性吗?

药物的依赖性是指药物与人体相互作用所产生的一种精神状态,有时也可包括身体状态,表现出强烈使用或定期使用该药的行为反应,目的是体验这种药物的精神效应,有时也是为了避免断药所引起的不适感。依赖性分为身体依赖性和精神依赖性,身体依赖性又称"成瘾性",引起依赖性的常见药物有吗啡、哌替啶、阿片、安定、利眠宁等。目前,大部分应用于临床的抗癫痫药物都没有依赖性和成瘾性。但癫痫治疗是一个长期、规范的过程,癫痫药物的应用和减停都需要缓慢、循序渐进,无论加量或减量都不应该操之过急,应严格按照医师的指导意见进行。

39.抗癫痫药物会影响孩子的智力吗?

抗癫痫药物会影响孩子的智力吗? 需要看具体是哪种药物,部分抗癫痫药物可以引起困倦、乏力、嗜睡、情绪控制障碍、记忆力下降等不良反应,但这些不良反应多数出现在用药初期,随着用药时间的延长,多数患儿能够适应,不会出现明显的不良反应,这和个人体质有一定关系。抗癫痫药物治疗的总体原则是既能很好地控制临床发作,又没有明显不能接受的不良反应。每个孩子的身体状况不一样,治疗方案需要个体化,需要遵循医师的嘱托,用药初期需要根据病情逐渐加量,寻找最佳剂量。

40.应用抗癫痫药物要注意哪些不良反应? 如何处理?

如果是初次用药,应该注意有无皮疹、恶心、呕吐、厌食、嗜睡、走路不稳、头痛、头晕等异常表现,这些表现多数与个人体质对药物的敏感性高或加药速度过快有关。如果出现上述不良反应,但程度较低,不影响患者的日常生活,建议居家密切观察。通常,随着用药时间延长,多数反应可以自行缓解;如果出现明显的、不能耐受的不良反应,建议及时就诊,寻找相关原因,并给予祛除。

长期用药还需要注意药物对重要脏器有无损害,如定期监测肝功、肾功、血常规等,医生通常会建议间隔2~3个月复查一次;还应注意药物是否会对孩子的身高、体重等发育指标产生影响,建议每半年左右进行一次发育指标的监测。

41.患儿漏服了抗癫痫药该怎么办?

确诊癫痫后,一定要按照医生的医嘱按时服用抗癫痫药,不要漏服,也不要过量服用,否则很有可能会导致癫痫反复发作、难以控制,部分孩子还会出现30分钟以上的长时间癫痫发作,给孩子造成不必要的损伤。如果确实忘记服药了,建议在1~2个小时内补服全量,这样血中的药物浓度不至于迅速降低而影响疗效;如果发现漏服药物已经很接近下次服药时间,那么就不需要补服漏掉的这一次了,可以将原定的下一顿服药时间稍微提前1~2个小时。如果确实拿不准是否应该补服药物,或补服多少,最好咨询您的主管医生,以免发生危险。总之,规律、规范用药是治疗的关键,尽量不要忘记服药,一旦出现漏服情况,应尽快采取相应措施补救。

42.患儿服用抗癫痫药物后发生呕吐,是否需要补充服药?

由于婴幼儿的吞咽等功能不完善,在口服药物后出现呕吐是临床上经常遇到的一种现象。若孩子服药后发生呕吐,我们要根据呕吐发生的时间及呕吐的量来判断是否需要补服药物,以及具体补服多少。例如,服药以后马上出现呕吐,并且呕吐量比较多,就需要补服全量;如果是在服药一段时间后出现大量呕吐(如服药后半个小时),此时可以根据情况补服正常量的一半;如果是在服药一个小时以后才出现呕吐,这个时候药物基本已经到达肠道并吸收,通过呕吐排出的药物较少,一般不需要补服药物。

总体来说,孩子服药后发生呕吐,要根据具体情况补充服药,以免影响药物在血液中的浓度,引起癫痫控制不良或复发,不确定时要及时咨询医生。

43.“补品、营养品、微量元素”对癫痫患儿有好处吗?

首先,癫痫发作不是由于孩子缺乏营养所引起,微量元素的缺乏也不是癫痫发作的主要原因,“补品、营养品、微量元素”对孩子的癫痫发作没有直接的治疗作用,部分孩子反而会因为营养过剩出现肥胖、代谢异常等其他不利于身体健康的情况,从而不利于癫痫的控制。因此,不建议患有癫痫的孩子常规应用营养品,大多数孩子正常饮食、规律生活就可以。

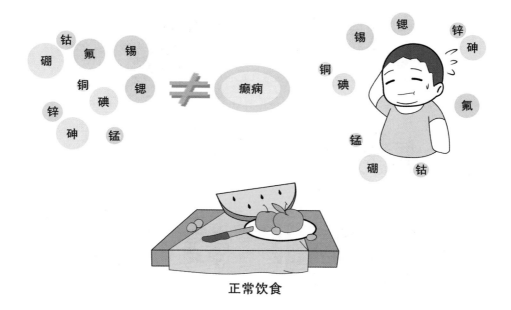

正常饮食

44.抗癫痫药物治疗中的孩子得了其他疾病,需要停用抗癫痫药物吗?

不能停药! 当癫痫儿童感冒、发热、腹泻时,不少家长出于药物不良反应及药物之间的相互影响等原因的考虑,会采取临时将抗癫痫药物停几天的做法,这种做法是十分危险的,因为突然停服抗癫痫药物有可能会使孩子的癫痫发作频率增加,有时可能导致严重的癫痫持续状态。因此,在这种情况下,是不能减量或停用抗癫痫药物的,要按照平时的剂量按时服用。如果孩子有呕吐、腹泻等情况,机体对药物的吸收能力下降,药物在血液中的浓度降低,这时不但不能减药、停药,还应该适当增加药量,以维持正常的血药浓度,更好地控制癫痫发作。

> 抗癫痫药物治疗中的孩子得了其他疾病,
> 需要停用抗癫痫药物吗?

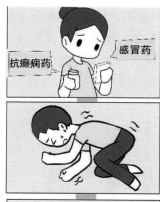

不能停药! 当癫痫儿童感冒、发热、腹泻时,不少家长出于对药物不良反应及药物之间的相互影响等原因的考虑,会采取临时将抗癫痫药物停几天的做法。

这种做法是十分危险的,因为突然停服抗癫痫药物有可能会使孩子的癫痫发作频率增加,有时可能导致严重的癫痫持续状态。

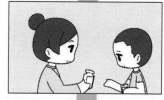

因此,在这种情况下,是不能减量或停用抗癫痫药物的,要按照平时的剂量按时服用。

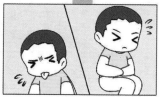

如果孩子有呕吐、腹泻等情况,机体对药物的吸收能力下降,药物在血液中的浓度降低,这时不但不能减药、停药,还应该适当增加药量,以维持正常的血药浓度,更好地控制癫痫发作。

45.抗癫痫药物治疗中的孩子需要做手术该怎么办?

如果将要进行的手术创伤非常小,仅需要局部麻醉或时间非常短的全身麻醉,这种情况对癫痫的治疗影响相对较小,按平时用药方案规律用药即可。如果将要进行的手术产生的创伤较大,或需要长时间全身麻醉,这种情况对患儿的影响较大,麻醉药物与抗癫痫药物之间作用明显,最好请麻醉科医师、外科手术医师和癫痫专科医师共同为孩子制订相关的诊疗计划。

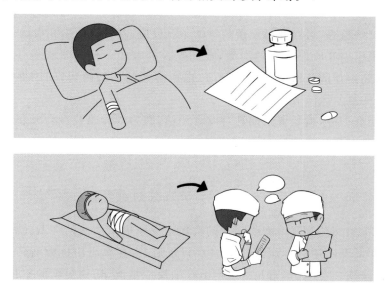

46.孩子得了癫痫一定会变"傻"吗?

孩子的智力发育受众多因素的影响,癫痫发作是其中的一种重要原因。癫痫对孩子智力的影响,主要取决于癫痫的病因、临床发作情况、脑电图情况及抗癫痫药物等,但多数癫痫患者预后相对良好,这部分患者大约占所有癫痫患者的 2/3,仅有不到 1/3 的孩子预后相对比较差。若孩子的智力、生长发育受到明显影响,这部分癫痫类型称为癫痫性脑病,遇到这种情况,家长也不要失去信心,应在控制癫痫发作的基础上积极进行康复训练,以期达到最好的预后。

47.癫痫患儿药物治疗后为什么需要定期复查？通常需要复查什么项目？

患有癫痫的孩子，开始药物治疗后，遵照医生的要求定期复诊是非常有必要的。这样做的原因主要有：

（1）经过定期复诊，医生可摸索出服用哪种抗癫痫药物效果最好，最合适的剂量是多少，从而做到最精准的个体化治疗。

（2）复诊时会做一些化验检查，如血常规、肝肾功能、抗癫痫药物的血浓度等，通过这些检查，可以及时发现药物的不良反应，并及时做出相应的处理。

（3）根据患儿所患癫痫的类型，定期复查脑电图。脑电图监测可以辅助评估抗癫痫药治疗的效果，排除癫痫样放电所导致的认知障碍，辅助评估抗癫痫药停药后的复发风险等。

（4）还有一点，就是要定期进行发育评估，因为部分患儿会合并智力方面的问题。尤其在婴幼儿阶段患有癫痫者，必须尽早做发育评估，以便早期给予干预治疗。

48.长期口服抗癫痫药的孩子间隔多长时间复诊一次？

口服抗癫痫药物复诊间隔时间的长短主要取决于癫痫的类型、临床控制情况、孩子年龄及所用抗癫痫药物等因素。原则上，首次应用抗癫痫药物后1个月要复诊一次，主要观察患儿对药物治疗的反应情况，药物短期的不良反应等。如果患儿对药物治疗反应良好，发作基本控制，无明显不良反应，以后可以间隔1～3个月复诊一次；如果患儿在用药期间出现明显不良反应，发作突然增多，出现新的发作类型或原来控制良好又重新出现发作等情况，需要随时就诊。

49.抗癫痫药物治疗过程中能突然停药吗？

抗癫痫药物治疗过程中能突然停药吗？不能突然停药，因为突然停药不但会增加发作的风险，部分患者还会出现频繁发作或长时间的癫痫持续状态，对患者造成不良影响，甚至危及患者的生命。如果需要停药，建议咨询专科医师，在专科医师的指导下逐步减少药量，直至停药，这个时间需要3个月到半年，部分患者需要更长的时间。

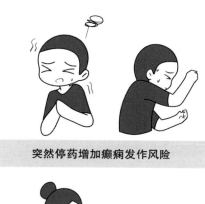

突然停药增加癫痫发作风险

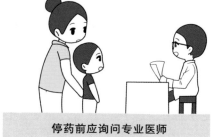

停药前应询问专业医师

50.在口服抗癫痫药物治疗过程中仍有发作,该怎么办?

抗癫痫治疗的目标是达到无发作的状态,如果在口服抗癫痫药物的情况下仍有发作,就需要具体分析可能的原因;如果癫痫发作已经控制了很长时间,又突然单次发作,需要积极寻找诱发发作的原因,如感染、劳累、精神创伤等,应注意避免和祛除诱发因素,并及时就诊,医生会对患者进行一次全面的评估,其中包括可能的诱发因素,用药是否规律,药物剂量是否合适,本次发作对患者的影响等,综合上述情况给予用药指导。如果发作始终控制不良,需要重新评估患者的诊断、可能的病因、药物选择的合理性、药物剂量及药物间的相互作用等因素,并给予恰当的处理。

51.治疗癫痫通常需要多长时间?

癫痫是中枢神经系统慢性疾病,治疗癫痫是一个较为漫长的过程,如果治疗顺利,一般需要连续控制 3～5 年。治疗时间越长,复发的可能性越小。原则上,保持无发作状态 3～5 年即可考虑减停药物。但影响疗程长短的原因众多,包括发病年龄、所患癫痫类型、癫痫的病因、家族史等。具体到某个孩子,还要结合停药时孩子所处的生理状态、社会环境因素的影响等。如停药时正值青春期,则应适当延长用药至青春期之后方能停药。切记不可急于求成,癫痫治疗没有一劳永逸的捷径可走,不要轻信某些不负责任的广告或医托(俗称"媒子")"在某某地方治疗,可以一次、几次或几个月包好等"的说辞。只有接受规范、正规、科学的治疗,才能达到最好的治疗效果。减药、停药的过程应谨慎缓慢,多数需要经历3～6个月的时间,如果服用两种或两种以上药物,应逐一缓慢减停,个别患儿自减药至完全停药甚至需要经历一年以上的时间。如果在减药过程中重新发作,应停止减药,及时就诊。

52.服用抗癫痫药物为何需监测药物的血药浓度?

医生可能会建议癫痫患者在服用抗癫痫药物3个月或半年以后,检查血药浓度。或者,若患者刚服用一种新型抗癫痫药物,有些不良反应,专家也会建议其做血药浓度检查,这让癫痫患者很不理解,为何服用抗癫痫药物一段时间就要检查一次血药浓度?

血药浓度指药物吸收后在血浆内的总浓度。药物作用的强度与药物在血浆中的浓度成正比,药物在体内的浓度随着时间变化而变化。由于个人体质的差异,如年龄、性别、机体状态、遗传因素等差异,同样剂量的同一种药物在不同患者身上,或者在不同的生理状态下的同一患者,血药浓度会发生变化,其疗效往往相差很大。为了做到合理用药,既保证最大的疗效,又避免药物的不良反应,就需要定期监测抗癫痫药物的血药浓度。

53.什么是难治性癫痫?

难治性癫痫通常意义上是指在诊断明确,癫痫发作分类正确,癫痫药物选择恰当的基础上,经过两种抗癫痫药物正规治疗,发作仍未得到有效控制。难治性癫痫的原因很多,多数和癫痫的病因相关,这类患者常存在基础疾病或发育明显落后,这部分孩子往往需要多药联合治疗或采取生酮饮食、迷走神经刺激术等特殊治疗方法。除此之外,有少数难治性癫痫由诊断不正确、选药不恰当等人为因素引起。如果出现难治性癫痫,医师往往需要重新评估患者的病情,包括可能的病因、发作分类的正确与否、选药正确与否,并及时纠正。

54.目前,难治性癫痫有什么治疗手段?

目前,难治性癫痫的主要治疗手段包括:①抗癫痫药物的联合应用。②神经电刺激。③癫痫外科手术治疗。目前的治疗手段还比较有限,但随着科学技术的不断进步,相信在不久的将来会有很大的改善。

55.中医中药能治疗癫痫吗?

我国传统医学博大精深,有其独特的理论体系、诊断策略和治疗方法,为人类对抗疾病做出了巨大贡献,癫痫也不例外。中医认为,孩子患上癫痫的原因包括先天因素(元阴不足、胎中受惊)和后天因素(产伤、惊恐、脑部损伤、反复惊风),痰阻气逆、瘀血为主要的病理过程,病位在心肝脾肾。中医治疗癫痫讲究标本兼顾,阴阳平衡,在减轻发作症状、控制发作频率的同时,兼顾培元固本,提高癫痫患儿的抗病能力,已逐渐被人们所重视。例如,口服中药不良反应少,在缓解期治疗上有明显优势,且兼顾脏腑,协同消除病因,坚持治疗可控制发作、巩固疗效、防止复发。此外,还有中药膏方口服、针刺疗法、艾灸疗法、耳针疗法、埋线疗法、推拿疗法等多种方法可协同治疗。

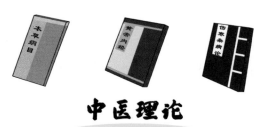

中医理论

中医认为,孩子患上癫痫的原因包括

先天因素
(元阴不足、胎中受惊)

后天因素
(产伤、惊恐、脑部损伤、反复惊风)

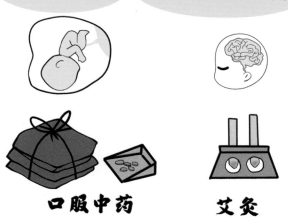

口服中药　　**艾灸**

56.癫痫患儿能正常上学吗？

患有癫痫的孩子，只要发作得到控制或发作不频繁，是可以正常上学的，所有的治疗也都是为了帮助孩子能更好地融入社会这个大家庭。随着癫痫相关知识的普及，人们对癫痫的认识日益加深，绝大多数人对癫痫患者持有包容、关爱、友善的态度。但仍有少部分人对癫痫的认识不足，加上一些传统陋习的影响，对癫痫患者怀有歧视，使癫痫患者受到不公平的对待，被嘲笑、孤立等，这会对他们的身心健康造成巨大影响，这种做法显然是不对的。癫痫本身只是一种疾病，和我们平时感冒、发烧一样，没有什么本质的区别，普通人不但不应该歧视、嘲笑癫痫患者，而且，应该给予他们更多的关心、关爱，帮助他们更好地融入社会这个大家庭中。

57.癫痫患儿能上体育课吗？

癫痫患儿上学后能否从事体育活动、户外活动是很多家长关心的问题，因为癫痫发作具有突发性，家长害怕孩子在运动过程中出现发作而发生危险。因此，很多家长自从孩子确诊后，就开始严格限制孩子从事体育活动。还有些家长因为孩子得了癫痫，就不让他和别的小朋友一起玩，不让其参加任何体育活动。那么，癫痫孩子究竟能否进行体育活动呢？

首先，任何体育活动都是有风险的，不是绝对安全的，不管是患病的孩子，还是健康的孩子，这种风险都是一样的。如果仅仅从安全方面考虑，做出阻止孩子从事任何体育活动的决定，这显然是不明智的。对于癫痫孩子而言，出现严重受伤的情况并不常见,在运动过程出现癫痫发作的可能性也非常小。

其次,能不能进行体育活动,需要根据孩子的具体情况具体分析,不能一概而论。目前的观点倾向于允许癫痫患儿从事合理的运动,尽可能让他们享受美好的童年时光,这对于孩子的身心发展都有好处。

医生需要充分评估孩子在参加体育活动时发生意外的风险,通常需要考虑以下因素:癫痫发作类型、频率,服药种类、药物不良反应,孩子自我控制的能力、体育活动的性质、活动中有无适当的保护措施等。

如果癫痫发作没有得到很好的控制,发作比较频繁,则应该相应控制某些活动。例如,不能独自一人游泳、爬山、荡秋千、骑自行车等。如果孩子的癫痫发作频率很低并且都是在睡眠中出现,则可以像正常孩子一样活动。

最后,体育锻炼不仅有利于骨骼、肌肉的发育,对呼吸、循环、代谢等都有好处,最重要的是,患癫痫的孩子参加学校组织的各种活动,如春游、参观及课外文娱活动,能使孩子心理上得到平衡,克服自卑感,减少精神压力,避免孤独性格的形成。特别是青春期的癫痫患者,如果积极进行体育锻炼,还可以减少发作的机会。

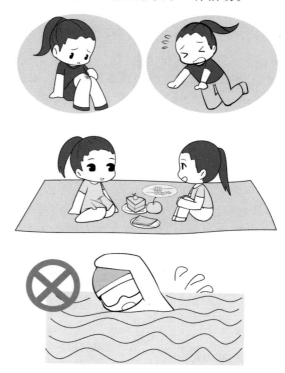

至于具体参加哪种体育活动,可根据孩子的年龄特点及兴趣选择。需要提醒大家的是,运动也要适度,不要过量运动,不要过于疲劳,剧烈的体育活动或过度疲劳都可以诱发癫痫发作。

58.癫痫患儿的饮食有什么禁忌吗?

癫痫患儿的饮食和未患癫痫的孩子基本一样,没有特殊禁忌。

有人认为部分食物可能会引起癫痫,因而对孩子的饮食有很多限制。有的家长甚至不让孩子吃牛羊肉、海鲜等。其实,这些都是没有科学依据的。因为孩子在生长发育过程中,对营养的需求比较多,给予孩子均衡的营养供应,不但有利于孩子的生长发育,还有利于疾病的恢复。癫痫儿童还是以普通饮食为主,家常便饭就很好,米饭、面食、肥肉、瘦肉、鸡蛋、牛奶、水果、蔬菜等都要吃,除非有过敏情况,需要忌口。

但是也不是没有任何禁忌,作为家长要记住:①暴饮暴食容易诱发癫痫;②抽烟喝酒也会诱发癫痫;③咖啡、浓茶都有兴奋作用,孩子应避免;④如果孩子吃某种食物或吃到一定量时会诱发癫痫发作,就应引起注意,避免再次诱发发作。

另外,现在市面上各种小食品种类繁多,对孩子有极大的诱惑力,这些零食一般都会用一些添加剂,如香精、食用色素等。这些食品对于所有的孩子,包括患有癫痫的孩子,都没有好处,还是尽量避免食用或少用。但是健康的小零食,如坚果类,对大脑发育有好处,可以给孩子适量食用。

59.癫痫儿童能玩手机、平板等电子产品吗?

多数癫痫患儿是可以正常使用电子产品的。对于少数特殊类型的癫痫患儿,如光敏性癫痫患者,这部分孩子在近距离观看电视、手机、平板时有可能诱发癫痫发作,这部分孩子应尽量避免使用电子产品,即使应用电子产品也应该与屏幕之间保持一定的距离。一般,建议眼睛与屏幕之间的距离保持在 3 米以上,或佩戴特殊的眼镜。

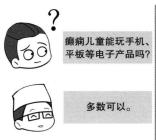

癫痫儿童能玩手机、平板等电子产品吗?

多数可以。

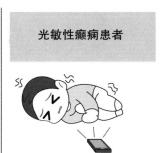

光敏性癫痫患者

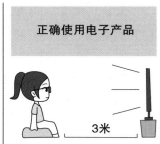

正确使用电子产品

3米

60.癫痫患儿犯错误,家长能对他进行批评教育吗?

患有癫痫的孩子平时犯点小错误,可以进行正常的批评教育,但需要注意方式,要照顾到孩子的情绪,避免剧烈的情绪波动。剧烈的情绪波动既不利于问题的解决,也不利于癫痫的恢复,甚至可能诱发癫痫的发作,体罚孩子更不可取。因此,适当的引导、批评教育是可以的。

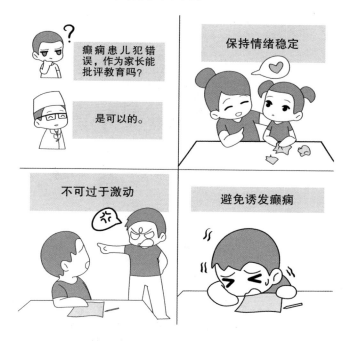

61.癫痫患儿作息方面有什么需要注意的?

良好的作息习惯能使每一个人受益,不单单是癫痫患者。对于癫痫患者来说,养成合理、规律的作息习惯尤其重要。因为有些癫痫发作与作息规律的改变,如熬夜、睡懒觉、入睡前过度兴奋等有直接关系。建议所有癫痫患者保持良好、放松的生活习惯,合理、规律的作息习惯,既不熬夜,也不睡懒觉。要根据孩子的年龄特点,保证孩子睡 8 小时或以上的时间,入睡前避免过度兴奋及食用或饮用兴奋类食物或饮料(如浓茶、咖啡、功能饮料等),尽量保持规律的作息习惯,不要轻易改变已经养成的作息习惯。

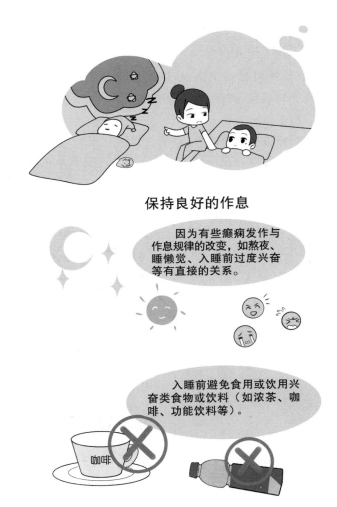

保持良好的作息

因为有些癫痫发作与作息规律的改变，如熬夜、睡懒觉、入睡前过度兴奋等有直接的关系。

入睡前避免食用或饮用兴奋类食物或饮料（如浓茶、咖啡、功能饮料等）。

咖啡

62.偶遇癫痫发作该怎么办？

首先，对于大多数癫痫发作来说，持续时间不会很长，一般几秒钟到几分钟，90%以上可在5分钟内自行缓解。因此，如果偶遇癫痫发作，不要惊慌，尽量保持冷静（这对于一名普通人来说是很困难的，但仍然需要努力保持冷静），周围的人能做的是：

（1）把患者放在一个安全的地方，把周围可能伤到他的东西搬开，避免不必要的二次伤害。让患者侧卧或将头部转向一侧。

（2）用柔软的东西，如衣服等垫在患者的头下，解开衣领，保持呼吸道通畅。取出嘴里的东西，以免误吸，造成呼吸道梗阻、窒息。

（3）注意观察患者发作时的表现及持续时间，如果有可能，尽量用手机等录像设备将发作的过程记录下来，以便将来提供给医生，这将对医生判断患者的病情有很大帮助。同时，应避免以下情况：①切勿紧抓患者的肢体，以限制其活动；切勿用指甲过度掐压"人中""虎口"等穴位，因为额外的刺激并不能终止癫痫发作，反而会对患者造成不必要的二次伤害，极端的例子是有个别家长为了终止患者的抽搐动作，过度用力掰患者的肢体，造成肢体骨折，或者把患者的上嘴唇掐得血肉模糊。②切记不要把任何东西塞到患者的嘴里，以免损伤牙齿或阻塞呼吸道。记住，往嘴里塞任何东西都是错误的！③如果出现了以下情况应立即送医：发作持续超过 5 分钟、反复抽搐发作、抽搐停止后仍未清醒、明显的呼吸困难、首次出现的抽搐发作等。

63.癫痫发作时，掐人中、掐虎口、拍打患者能终止发作吗？

癫痫发作时，掐人中、掐虎口、拍打患者等操作是不能终止发作的。因为癫痫发作的本质是大脑的异常放电，属于一过性脑功能障碍，上述这些操作不能阻止大脑的异常放电，也就无法终止发作，临床工作中也有少数极端例子，如患儿家长因为紧张、害怕等，过度用力拍打患者造成骨折、内脏损伤等二次伤害。正确的做法是使患者侧卧，清除口中异物，防止误吸等意外事件发生，安静地等待发作自行停止，如果发作持续时间长，大于 5 分钟，应及时将患者送至正规医疗机构进行治疗。

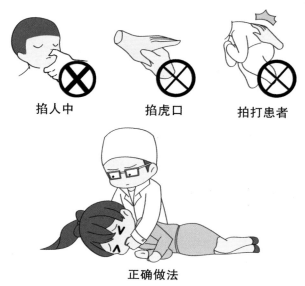

掐人中　　　　　掐虎口　　　　　拍打患者

正确做法

64.癫痫患儿能接种疫苗吗？

预防接种是人类防治传染病、提高生存质量的有效方法。对绝大多数人来说，预防接种是安全的，特别是我们国家划分在计划免疫内的疫苗。但确实有极少数孩子在接种疫苗后出现发热、皮疹等不良反应，极个别情况下预防接种也有可能导致或加重癫痫发作。一般情况下，患有癫痫的孩子，如果癫痫已经得到良好控制，可以按时进行预防接种。但如果癫痫发作频繁，或癫痫的发病与预防接种或免疫损伤存在明确的相关性，或存在进行性加重的脑病等情况，建议应推迟接种疫苗。

对于预防接种的建议：

（1）可以接种：癫痫发作已经得到良好控制，已经 6 个月或更长时间没有癫痫发作，无论是否正在服用抗癫痫药物，原则上可以接种疫苗。有癫痫家族史的患者，预防接种不受影响。

（2）暂缓接种：癫痫发作未得到有效控制，近 6 个月内仍有癫痫发作的患者，某些特殊类型的癫痫患者，如热敏性癫痫患者等，应暂缓接种。

家长可根据孩子的具体情况决定是否接种疫苗，当然有时难以抉择，可以权衡利弊，根据更有利于孩子健康的原则做出选择。不确定时可以咨询医生。

65.癫痫患儿在接种疫苗时需要注意什么？

接受预防接种是每个孩子的权利，作为家长，要在孩子病情允许的情况下，积极给孩子进行预防接种，但要注意：

（1）为了保证预防接种质量，应带孩子到指定的接种单位（预防接种点或接种门诊）进行疫苗接种。

（2）要详细了解将要接种疫苗的相关信息，特别注意与癫痫及其他中枢神经系统疾病的相关提示。

（3）在接种前主动告知孩子的健康状况，包括癫痫末次发作的时间，可能的诱发因素，目前用药情况及智力、运动等发育情况。

（4）接种疫苗后，必须在接种留观室休息、观察 15～30 分钟。

（5）个别儿童如在接种疫苗后出现发热等反应，应及时到医院就诊，并将相关情况报告给预防接种单位。

66.四肢抽搐,口吐白沫是癫痫大发作吗?

强直-阵挛发作是临床最常见的全身性发作类型之一,过去也称为"大发作"。多数发作前无先兆,但部分患者在发作前数小时或数天有某些前驱症状,如头痛、情绪改变、睡眠障碍、眼前闪亮、难以集中精力等。这些前驱症状可能与皮层兴奋性改变有关,但不是先兆,也不是发作的组成部分。

发作大体分为三个时相:

(1)强直期:发作时突然意识丧失,瞳孔散大,全身肌肉持续强烈收缩,以躯干的轴性强直开始,迅速扩散到四肢,患者跌倒在地,头向后仰,双眼上翻,牙关紧闭,四肢强直性伸展或上肢屈曲而下肢伸展。呼吸肌最初的强烈收缩使患者发出特殊的喊声,继而呼吸运动停止,逐渐出现发绀。

(2)阵挛期:强直期持续数秒至数十秒后转为频率较快的震颤,逐渐演变为阵挛期,全身肌肉有节律地收缩和放松,有阵挛性收缩时,患者有可能咬破舌头。阵挛的频率逐渐变慢,肌肉放松期逐渐延长,最终发作结束。发作时多伴有心率与血压增加、出汗、支气管分泌物增多等自主神经功能紊乱表现。发作过程一般持续1~3分钟。

(3)发作后抑制期:发作结束后,患者可再次出现短暂的全身肌张力增高,为发作后皮层广泛抑制引起的一过性去皮层强直,也可出现短暂的发作后意识模糊,伴有某些自动症表现。尿失禁多出现在发作结束时,由括约肌松弛所致。随后,患者进入深度睡眠状态,呼吸深大。醒后常感头痛及全身肌肉酸痛,不能回忆发作过程。

67.孩子吃饭时筷子突然掉了,愣住不动,是什么情况?

这种情况是一种发作性的症状,有一种癫痫类型是失神发作,失神是一种非惊厥性的癫痫发作。

临床表现为突然的意识障碍,正在进行的自主性活动及语言停止,双眼茫然凝视,表情呆滞,一般不跌倒。发作持续数秒至数十秒后突然恢复,继续发作前正在进行的动作。无发作后意识障碍。患者往往意识不到曾经历过发作,或仅感觉脑子中曾有一阵"空白"。发作均出现在清醒状态。未经治疗的典型失神多数发作频繁,一日可达数次至数十次,甚至上百次。

(袁大伟 王广磊 刘锋)

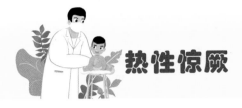

热性惊厥

1.什么是热性惊厥?

热性惊厥以往被称为"高热惊厥",是儿童时期常见的神经系统疾病之一,是惊厥最常见的原因,占各类惊厥的 30%。

热性惊厥,顾名思义,就是发热引起的惊厥。由中枢神经系统以外的感染所致,体温在 38 ℃以上的发热时出现的惊厥称为热性惊厥。在上呼吸道感染或其他疾病的初期,体温在 38 ℃以上时突然出现惊厥,排除颅内感染和其他导致惊厥的器质性或代谢性异常,既往没有无热惊厥史,方可诊断为热性惊厥。

本病具有年龄依赖性,初发年龄在 6 月龄至 5 岁之间,6 个月以下小儿很少发生热性惊厥,大脑极不成熟的新生儿期和脑发育接近完善的学龄期也罕见热性惊厥。

热性惊厥的表现是先有发热,后有惊厥,惊厥出现的时间多在发热后的 24 小时以内。在体温骤升之时突然出现短暂的全身性的惊厥发作,伴有意识丧失,惊厥的严重程度并不与热度成正比,发作后恢复很快。一次热病中的发作次数以 1 次居多,神经系统和脑电图均正常。有 20%~40%的患儿有复发性的热性惊厥,多在初次发作后 2~3 年内发生,这部分孩子大多有热性惊厥阳性家族史。

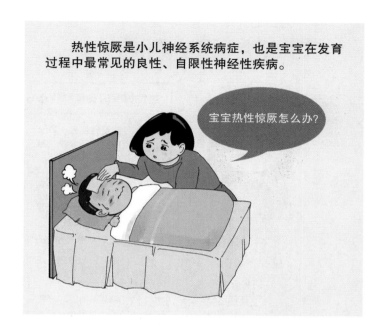

热性惊厥是小儿神经系统病症，也是宝宝在发育过程中最常见的良性、自限性神经性疾病。

宝宝热性惊厥怎么办？

2.热性惊厥分为哪几类？为什么要区分？

根据临床特征，热性惊厥分为单纯性热性惊厥和复杂性热性惊厥。其中，单纯性热性惊厥占 70%～80%，发病年龄多为 6 月龄至 5 岁，表现为全面性发作，持续时间小于 15 分钟、一次热性病程中发作一次、无异常神经系统体征；而复杂性热性惊厥占 20%～30%，发病年龄多小于 6 月龄或大于 5 岁，可表现为局灶性发作或全面性发作，发作持续时间超过 15 分钟或一次热程中发作超过 2 次，发作后可有神经系统异常表现。

热性惊厥持续状态是指热性惊厥发作持续时间超过 30 分钟或反复发作、发作间期意识未恢复达 30 分钟及以上。

热性惊厥的类型不同，以后的复发率、继发癫痫的概率、检查项目、治疗的原则和远期的预后均不相同，因此需要掌握好正确的热性惊厥分型，才可以进行针对性治疗。

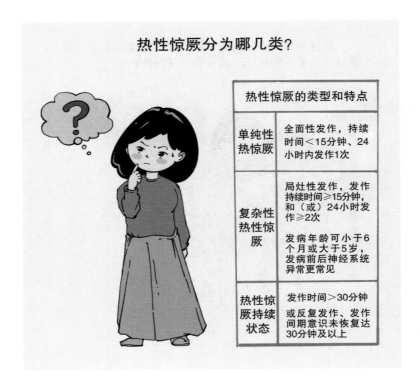

热性惊厥分为哪几类？

热性惊厥的类型和特点	
单纯性热惊厥	全面性发作，持续时间＜15分钟、24小时内发作1次
复杂性热性惊厥	局灶性发作，发作持续时间≥15分钟，和（或）24小时发作≥2次
	发病年龄可小于6个月或大于5岁，发病前后神经系统异常更常见
热性惊厥持续状态	发作时间＞30分钟或反复发作、发作间期意识未恢复达30分钟及以上

3.热性惊厥的发病率是多少？

热性惊厥是婴幼儿时期最常见的惊厥性疾病，它的发病率在不同的地区和民族是不一样的，一般为 2％～14％，在欧洲、北美为 2％～5％，日本为 3.4％～9％，而在我国，热性惊厥的患病率为 4.4％。热性惊厥男性的发病率略高于女性，估计的性别比为 1.6：1。

4.在疾病的哪个时间段容易出现热性惊厥？

热性惊厥发生于上呼吸道感染或其他疾病的初期，多见于病初体温骤升期，70％由上呼吸道感染诱发，多在发热后 24 小时以内（21％的儿童在发热前或发热后 1 小时以内有癫痫发作；57％的儿童在发热 1～24 小时发作；22％的患儿在发热后 24 小时以上出现）。并且，有些病例以热性惊厥为疾病的首发表现。发热 3 天后出现惊厥不考虑热性惊厥。

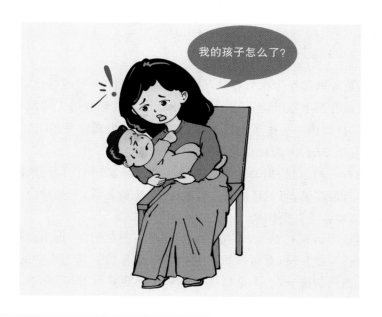

5.为什么儿童容易出现热性惊厥?

热性惊厥具有年龄依赖性,大部分热性惊厥6周岁以后会逐渐自愈。热性惊厥的确切病因和发病机制目前还不是很明确,原来我们认为热性惊厥发病与髓鞘形成不完善有关,这个观点有些站不住脚,1～6个月婴儿的神经系统髓鞘化程度更低,却很少发生热性惊厥。目前,研究者认为热性惊厥的发生与遗传性因素、神经化学递质不均衡、儿童免疫力低下有关。在遗传因素方面,临床常常发现有热性惊厥家族史的儿童。神经化学递质不均衡,如抑制性化学递质、兴奋性化学递质失衡,也是导致儿童热性惊厥发病率比较高的原因。婴幼儿比较容易因感染性疾病而出现发热,发热是热性惊厥的外在因素。

6.哪些孩子容易出现热性惊厥?

人们早已认识到,热性惊厥的发生与遗传因素有关,但目前尚不清楚大部分热性惊厥患儿的确切遗传模式。在热性惊厥患儿的一级亲属中,10％～20％的患儿父母及兄弟姐妹也发生过或将会发生热性惊厥。此外,单卵双胎的同病率高于双卵双胎,后者的同病率与其他兄弟姐妹相近。据调查,产前暴露于尼古丁可轻微增加发生热性惊厥的风险,但暴露于酒精或咖啡不会。有研究表明,缺铁和变态反应性鼻炎可能是热性惊厥的危险因素或致病机制。

7.体温越高越容易发生惊厥吗？孩子一发热马上用退热药能有效预防热性惊厥的发生吗？

绝大多数惊厥都发生在高热时，也就是体温超过 39 ℃ 的时候，但是这种说法不太准确。有两个原因，一是因为国际上诊断热性惊厥的方法没有对发热程度的要求；二是因为一些孩子中等发热甚至低热就出现惊厥了，也就是体温刚超过 38 ℃ 甚至不到 38 ℃ 就出现惊厥。

虽然还有一些争议，但动物实验和临床研究证实，热性惊厥风险的主要决定因素可能是最高温，而不是体温升高的速度，也就是说，有热性惊厥风险的孩子，体温越高越容易发生惊厥。

可以明确告诉家长的是，即使一开始就使用退热治疗，也不能预防热性惊厥。有些家长可能会说，有时候积极退热是有效果的。其实正如前文所说，即使是有热性惊厥的孩子，也不是每次发热都会出现热性惊厥，并不是体温升高直接导致惊厥发生。如果个别孩子每次发热都有惊厥发作，就要高度警惕这可能不是热性惊厥，而是一些严重的癫痫早期表现，如婴儿严重肌阵挛癫痫等。

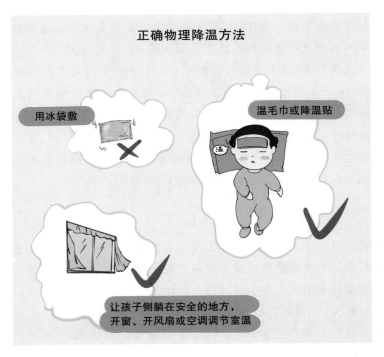

正确物理降温方法

用冰袋敷

温毛巾或降温贴

让孩子侧躺在安全的地方，
开窗、开风扇或空调调节室温

8.父母小时候有热性惊厥,孩子就容易发生惊厥吗?

热性惊厥发病机制未明,但主要与该年龄段患儿大脑发育未成熟、发热(对高热的刺激反应相对敏感)及遗传易感性三方面因素有关,或是这三方面因素相互作用的结果。有流行病学统计表明,双亲有热性惊厥的病史,儿童热性惊厥的发病率超过 50%,单亲家庭里面,儿童出现热性惊厥的概率超过 20%。如果患儿父母一方或双方幼儿时有过类似情况,那么他们的孩子发生热性惊厥的可能性就会大增,如果父母双方皆无类似情况,则不必太过担心。

9.热性惊厥发作时有何症状?

热性惊厥发病期间,儿童通常会昏倒,并出现手臂、腿部或面部抽动,大多数热性惊厥持续不足 5 分钟,惊厥后患儿可能出现短时间的意识模糊或困倦。某些热性惊厥会持续 15 分钟以上,但不常见。较长时间惊厥后,患儿可出现短期手臂或腿部无力。

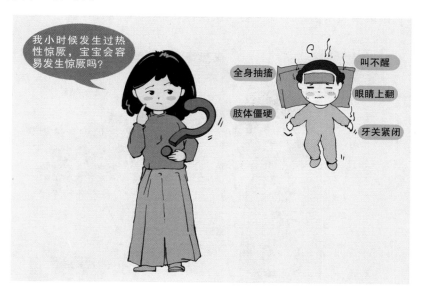

10.孩子在惊厥时会咬伤自己的舌头吗?

高热惊厥发作时,患儿可能会咬舌头。这是因为在惊厥过程中,患儿的下颌与肢体等会出现无法控制的抽动,并可能咬住舌头。但是,患儿惊厥时的舌咬伤多数发生于惊厥极早期,之后随着患儿意识水平下降,舌体后坠,不会再发生。因此,在热性惊厥发作时,切勿往孩子嘴里塞任何东西,以免损伤牙齿或堵住呼吸道,增加风险。记住,往嘴里塞任何东西都是错误的。另外,对于频繁复发的儿童,应在医生的指导下服用预防药物。

11.家长该怎么处理热性惊厥发作?

热性惊厥的发作具有一定的突然性,当孩子在非医疗场所出现惊厥发作时,家长要做到以下五点:

(1)家长或看护人应在确保患儿周围环境安全的情况下,保持环境安静,防止跌落或受伤。

(2)要陪伴孩子。

(3)就地俯卧或侧卧,松解衣领,头歪向一侧(防止将口腔分泌物吸入气管)。

(4)轻轻呼唤孩子的名字,以判断他有无意识。

(5)热性惊厥发作超过5分钟仍未得到控制,应立即叫救护车送到医院,如第一次发作结束尚未清醒又发生第二次发作,也应立即送往医院。

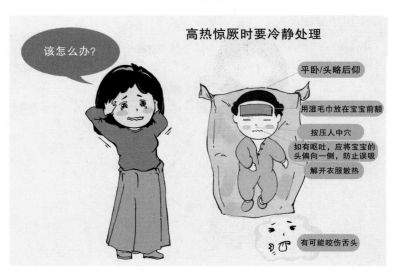

12.热性惊厥发作时,不能有哪些行为?

热性惊厥发作时要做到"六不要":

(1)不要大声呼喊或摇晃孩子。

(2)不要束缚孩子的身体:在孩子全身僵硬向后挺直时,不要用力向前弯曲孩子,不要强压肢体(防止肌肉撕裂及脱臼、骨折)。

(3)不要用力拍打孩子后背、做人工呼吸或心脏按压等。

(4)不要强力刺激人中、合谷等部位。

(5)不要把筷子、勺子或手指等塞到孩子牙齿之间,这样做不仅无法防止舌咬伤,而且强行塞入会造成损伤,加重舌体后坠,增加窒息风险。

(6)不要试图喂水、喂药。

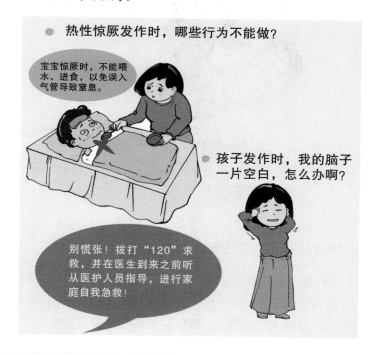

13.孩子发作时,家长脑子一片空白,该怎么办?

许多家长并非医护人员,有时候很难做到上述的处理方法,此时,家属可分工合作,其中一人拨打"120"求救,并在医护人员到来之前,听从医护人员指导,进行家庭自我急救,可避免不必要的伤害及提高抢救的成功率,是急救链中重要的一环。

14.热性惊厥发作时是否需要去医院?

如热性惊厥发作超过 5 分钟仍未得到控制,应立即叫救护车送到医院;如第一次发作结束尚未清醒又发生第二次发作,也应立即送往医院。

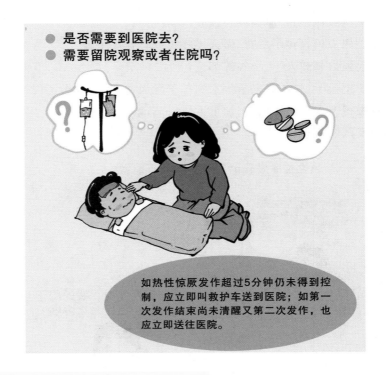

- 是否需要到医院去？
- 需要留院观察或者住院吗？

如热性惊厥发作超过5分钟仍未得到控制，应立即叫救护车送到医院；如第一次发作结束尚未清醒又第二次发作，也应立即送往医院。

15.孩子需要留院观察或住院吗？

并非所有热性惊厥患儿皆需住院治疗,既往有单纯性儿童热性惊厥病史的患儿或年龄大于 18 月龄,首次单纯性儿童热性惊厥发作者,发热病因明确且临床症状及体征平稳,则无需住院治疗,但仍需密切观察病情变化。

以下情况需留院或住院观察:①有嗜睡等神经系统症状或异常体征者;②首次发作年龄小于 18 月龄,尤其是已使用抗生素治疗者;③儿童热性惊厥的感染原因不明或感染较为严重;④复杂性热性惊厥或惊厥持续状态患儿,后续病情变化可能较复杂,建议住院或留院观察;⑤对于无明确家族史者,建议住院观察以明确病因。

16.为什么热性惊厥后要给孩子做很多检查？

热性惊厥是排除性诊断,应与中枢神经系统感染、癫痫、中毒性脑病、代谢紊乱、急性中毒或遗传代谢病等其他病因所致的惊厥发作相鉴别。因此,临床常需要检查血常规、血生化(电解质、肝肾功能、血氨)等,腹泻者,尤其夏秋季突发频繁惊厥者,应检查粪常规,以鉴别中毒性细菌性痢疾等。

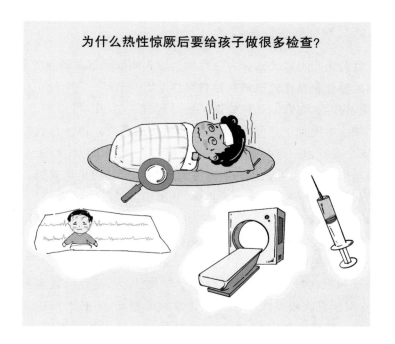

17.热性惊厥发作时需要做什么检查?

热性惊厥的孩子若有以下情况,推荐做脑脊液检查:①有原因未明的嗜睡、呕吐或脑膜刺激征和(或)病理征阳性等脑炎表现者;②6~12月龄仍未接种流感疫苗、肺炎链球菌疫苗或预防接种史不详者;③已使用抗生素治疗,特别是小于18月龄者,因这个年龄段患儿脑膜炎/脑炎症状和体征不典型,且抗生素治疗可掩盖脑膜炎/脑炎症状;④对于复杂性热性惊厥患儿,应密切观察,必要时进行脑脊液检查,以除外中枢神经系统感染。

以下特征均为继发癫痫病的危险因素,推荐进行脑电图检查与随访:局灶性发作、神经系统发育异常、一级亲属有特发性癫痫病史、复杂性热性惊厥、惊厥发作次数多。鉴于发热及惊厥发作后均可影响脑电图背景电活动,并可能出现非特异性慢波或异常放电,推荐在热退至少1周后检查。

若出现以下情况,推荐行头颅影像学检查寻找病因:头围异常、皮肤异常色素斑、局灶性神经体征、神经系统发育缺陷或惊厥发作后神经系统异常持续数小时。对于惊厥相关脑部病变的检出,通常MRI较CT更敏感,但检查时间相对较长,对镇静要求高。

18.该怎么治疗热性惊厥?

热性惊厥的治疗可以大致分为急性期治疗和间歇缓解期的预防复发治疗。急性期的治疗包括止惊退热和针对发热原因的治疗。

(1)止惊治疗:大多数的热性惊厥呈短时程、单次发作,可以不予止惊治疗。若惊厥发作持续时间大于5分钟,则需要尽快使用药物止惊。直肠使用地西泮简单快速、安全有效,是长时程热性惊厥发作的一线治疗。在不能或难以马上建立静脉通道的情况下,咪达唑仑肌内注射也具有很好的止惊效果。对于热性惊厥持续的病例,需要静脉用药积极止惊,并密切监护发作后状态。

(2)退热治疗:退热药可以减少患儿的不适和家长的焦虑,也可以降低本次发热出现惊厥的可能,但不会降低以后热性惊厥复发的风险。因此,家长们不必过分积极地使用退热药物。

关于热性惊厥间歇期预防复发的治疗,一般认为,热性惊厥多为自限性惊厥发作,通常对于首次或多次单纯型热性惊厥的患儿,不必进行连续或间歇性的抗癫痫治疗。应该告知家长,单纯型热性惊厥并没有远期不良后果,同时也应告知家长关于热性惊厥复发及癫痫复发的风险,指导他们处理急性发作以及观察发作后状态。

对于儿童热性惊厥持续状态、复杂性热性惊厥等可能会复发或存在继发癫痫高风险的患儿,建议到儿科神经专科进一步评估。

19.孩子有过热性惊厥,以后再发烧怎么办?

热性惊厥随患儿年龄的增长,神经系统的完善,发生热性惊厥可能性会越来越小。如患儿既往有过热性惊厥病史,可在家中备退热药物及地西泮,当患儿再次发热(大于38.0 ℃)时,可服用退热药,并口服一次地西泮(遵医嘱剂量)。但家属应该知道,退烧药不能防止热性惊厥发作,也不会降低热性惊厥复发的风险,需及早就诊,以免延误病情。

● 孩子有过热性惊厥，以后再发烧怎么办？

孩子如果手脚冰冷，可适当盖些小被子

解开或者脱掉宝宝衣服散热

第一时间让宝宝脱离危险环境，把他放在安全处平躺

20.热性惊厥会不会损伤孩子大脑，影响孩子智力？会不会有生命危险？

大多数研究者认为，热性惊厥对智力无明显影响，国外有研究者曾比较431例双胞胎7岁时智力情况，发现热性惊厥者的智力与其孪生者的智力无统计学差异。也有研究者对398例热性惊厥儿童进行10年的追踪观察，发现热性惊厥儿童的智力差别和接受教育的能力与对照组无显著性差异。但是，复杂性热性惊厥或热性惊厥持续状态则可能是造成脑损伤的危险因素，热性惊厥反复发生，未完善的神经系统在缺氧缺血及酸中毒等情况下，导致海马区神经元皱缩，反应性胶质增生等病理改变，造成大脑损伤。

基于目前的流行病学研究结果，未见单纯由热性惊厥而导致死亡的病例报道，因此家长不必过分担心孩子会有生命危险。

21.热性惊厥会不会反复发作？复发概率高不高？哪些情况容易复发？

热性惊厥首次发作后的复发与年龄相关；首发年龄小于12月龄者复发率

高达 50％；而首发年龄为 12 月龄及以上者复发率约为 30％，且多在病后一年内复发。

以下风险因素，如发病时年龄越低（小于 1 岁半）、起始发作时为低热、发热至发作时间越短（小于 1 小时）、父母有热惊病史，如全不具备，2 年内复发概率为 14％；若分别具备 1、2、3、4 项风险因素，再发率分别为 20％、30％、60％、70％。

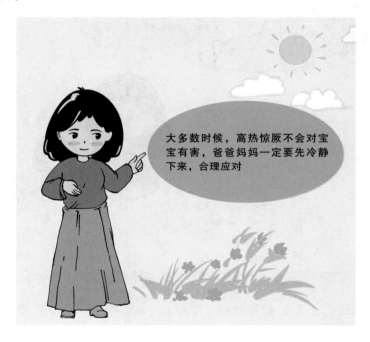

22.热性惊厥患儿在饮食上有什么忌口吗？

对于热性惊厥的孩子来说，合理的生活安排同样非常重要。

一般而言，饮食上不需要特殊忌口，只要注意饮食定时定量、营养均衡，尽量做到不暴饮暴食、不吃得过于辛辣、不喝咖啡等就可以了。

23.有过热性惊厥的孩子能不能打疫苗？

热性惊厥患儿原则上无预防接种禁忌。一些疫苗可能会引起发热，进而导致惊厥，但这并非疫苗本身对大脑的直接作用。疫苗接种后发生儿童热性惊厥的风险与其他发热疾病诱发的风险相似。患儿不必因此禁忌接种疫苗，否则可能会给患儿带来更大的疾病风险。

热性惊厥患儿接种疫苗时应尽量选择接种无细胞百白破三合一疫苗,避免接种联合疫苗,并且接种后要注意密切观察孩子,如有发热应及时降温。

24.有过热性惊厥的孩子需要进行基因检测吗?

不推荐对大多数热性惊厥患儿行基因检测。年龄<12 个月的儿童有≥2 次的长时间(大于 15 分钟)局灶性热性惊厥,怀疑婴儿为严重肌阵挛性癫痫(一种和热性惊厥密切相关的癫痫综合征)等其他诊断时,可能需行基因检测。

25.什么是热性惊厥附加征?

热性惊厥患儿 6 岁以后仍有热性惊厥发作,同时伴有或不伴有偶发的无热性全面强直阵挛发作,称为热性惊厥附加征。需要排除目前已经定义的其他癫痫综合征,该病常有一定的遗传倾向。

（闫一兵）

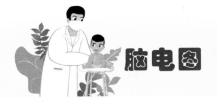

1.为什么人的大脑会放电?

人的大脑中约有 140 亿个脑细胞(神经细胞),这些神经细胞就像信息网络一样相互连接,交错成网。功能正常的神经细胞可以自动放电,并把一些被称为神经递质的化学物质送到身体各部。这些电冲动被记录下来就成为了脑电图。正常的电冲动形成正常脑电图。正常脑细胞的电活动保证了人体正常的思维及完整的功能,使各个脏器保持协调一致,否则就会出现异常病症。

2.什么是脑电图?

脑电图是通过脑电图仪的放大器将脑的自发生物电放大 100 万倍后显现或记录下来的一种检查脑功能的方法,对癫痫患者的诊断、治疗、判断预后是非常重要的。

3.脑电图检查需要注意什么?

首先,检查前一天清洗头发,保持头皮清洁,不要用发胶等定型用品。勿穿尼龙衣,避免静电干扰。其次,不需要空腹。正常进食即可。正常服用抗癫痫药物,不需要减停药物。再次,避免紧张、眨眼、咬牙、吞咽、摇头或全身活动,若皮肤上有汗,应将其擦干,以避免造成误差影响结果。另外,无法配合的小儿及精神异常者可在用镇静剂、安眠药后检查。最后,脑电图检查无辐射、无伤害,检查过程没有痛苦,患者及家属需要消除焦虑、紧张心理,更好地配合检查。

4.做脑电图前需要停药吗?

有人说,吃了抗癫痫药后做的脑电图并不准确,需要停药后再做,其实这是一个认识误区。因为突然停药会造成一些患者病情恶化,特别是容易出现癫痫大发作甚至持续状态,严重时会有生命危险。因此,做脑电图前还应维持正常服药,一般情况下不会影响脑电图的结果。只有过多服用安定类药物才会对脑电图产生一定影响,但也必须在专科医师的指导下,逐渐减药停药后接受检查。

5.做脑电图对孩子身体有害吗?

有些患儿和家属害怕做脑电图,看到做脑电图时头上缠有很多导线,与机器相连,就以为每次做都会给脑子里通电。其实这种顾虑是没有必要的,产生这种认识误区的原因主要是对脑电图不了解。

正常人的脑子里都有电活动,脑电图只是通过头皮来记录来自脑细胞的自发性电活动而已。脑电图是非侵犯性的检测技术,同做心电图一样,既无害,也没有痛苦。

癫痫患者一生中将会做许多次这种检查,这是绝对有必要的,也是不可省略的。因为大脑的疾病会产生异常的电活动,脑电图检查对疾病的诊断、治疗及判断预后有益。同样,随着癫痫发作的缓解,脑电图描记中的癫痫样放电就会逐渐减少或消失,对减药、停药有指导作用。

6.脑电图做多久合适呢?

有家长问,在不同的医院做脑电图,为什么时间不一样?有做几分钟十几分钟的,有做好几个小时的,还有做一天一夜的,到底做多久合适呢?脑电图是一种重要的诊断癫痫的手段,因为癫痫是一种电发作,可反映脑电波的异常活动。一份正常的脑电图包括清醒期和睡眠期,所以,只做几分钟、十几分钟、半个小时是不合适的,通常,最少得做 4 个小时,这样才能获得清醒和睡眠的图形。还有一些特殊的患者,他们的特殊类放电发生在睡眠时,这部分患者需要做全夜的脑电图。还有一部分患者,类型搞不清楚或需要做手术,则需要做 24 小时或是好几天的脑电图。这些都是按照患者的情况决定的。如果患者诊断明确,病情稳定,则只需要做 12 小时脑电图。

7.做脑电图时还需要睁眼闭眼、使劲喘气、用闪光灯闪眼睛吗?

上述做法是诱发试验,是做脑电图独有的方法,一般将睁-闭眼试验、过度换气和间断闪光刺激作为脑电图的常规诱发试验。对有些诊断非常困难的癫痫患者,可采取联合诱发试验,以提高脑电图的阳性率。此外,应根据患者的具体情况增加其他方式的诱发试验,以尽可能发现有诊断意义的脑电图改变。

睁-闭眼试验：又称"视反应"，是脑发育过程中的正常反应。清醒、放松闭目状态下，嘱患儿睁眼 3～5 秒后再闭眼 5～10 秒，反复 3 次。检查时室内光线应适中，不宜过暗，以免影响检查结果。对闭眼不合作的婴幼儿，可由家长帮助遮盖其双眼。

过度换气：过度换气引起脑电图改变的最直接原因是低碳酸血症。正常人在持续过度换气时，由于肺内二氧化碳排出增加，出现低碳酸血症和轻度呼吸性碱中毒。做实验之前患儿取坐位，最好不要采取仰卧位，嘱患儿在清醒闭目状态下深呼吸，呼吸频率为 20～25 次/分，时间为 3 分钟，如 3 分钟内未能获取阳性结果，可延长至 5 分钟；过度换气结束后应继续记录至少 3 分钟的闭目状态的脑电图，以观察恢复情况。如 3 分钟后异常脑电活动仍未恢复，应继续记录直至恢复到过度换气前的水平。

闪光刺激：应在光线相对较暗的环境下进行，并应在过度换气结束 3 分钟后开始。将闪光刺激器置于患儿眼前 20～30 cm，闪光刺激器发出白色光，嘱患儿取坐位，将闪光刺激器置于眼前，患儿鼻根至闪光灯的距离为 30 cm，令其注视刺激器中心。

8.做脑电图检查时，孩子不配合怎么办？

"哇！哇！哇！"脑电图检查室内发出一声声孩子撕心裂肺的哭叫，听着让人揪心，再看检查室内几个家属按着一个孩子，专科护士快速地往孩子头上粘贴电极，孩子拼命扭动身体，声嘶力竭地叫着妈妈，妈妈也是满眼、满脸都是泪！

其实，只要家属做好检查前准备工作，大部分孩子都可以安静轻松地接受这项检查。

不配合检查的孩子大致可以分为以下几个类型：

第一类是年龄小的孩子（一般 1 岁以下），这类孩子的特点是，如果饿了困了时让他吃饱、睡觉，他是不会在乎你在他头上贴电极的。因此，要求家属在检查前一晚让孩子少睡觉，晚睡早起，第二天检查前先不要让孩子吃饱，检查时只要让他吃东西、睡觉就可以。

第二类是稍大些的孩子（2 岁左右），这些孩子不配合的原因主要是恐惧，害怕医务人员，这就需要转移他的注意力，家长可以在检查之前给孩子讲解做脑电图的步骤，告诉他这个检查不是打针，不会疼，不用害怕，并且把孩子平常喜欢的图书或玩具带过来，同时也可以在检查时给他看动画片，通过分散注意力让孩子消除恐惧感！

第三类也是最难对付的一类,这类孩子智力差,对任何事物都没兴趣,拒绝别人靠近,会使出全身的力量与检查者抗争,因此家长需要在检查前一天晚上剥夺他的睡眠(甚至一夜不睡),并提前备好水合氯醛,第二天检查前口服。

总之,做好脑电图检查前的准备工作,让孩子安静接受脑电图检查可有效提高脑电图的准确性,增加患儿的舒适度,减少患儿对医院的恐惧感。

(刘锋)

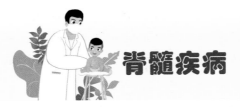

急性横贯性脊髓炎

1.什么是急性横贯性脊髓炎？

急性横贯性脊髓炎是指各种原因所致，以累及数个节段的脊髓横贯性损害为主的急性脊髓病。急性横贯性脊髓炎急性起病，病程呈急性或亚急性，以双侧肢体无力（通常为双下肢）伴感觉及膀胱、直肠功能障碍为特点。

2.急性横贯性脊髓炎好发于哪些年龄段？

急性横贯性脊髓炎所有年龄均可受累，高峰发病年龄为 10～19 岁以及 30～39 岁。约 20％的病例小于 18 岁，10 岁以内发病较少见，多数儿童病例大于 5 岁。

3.引起急性横贯性脊髓炎的常见病因是什么？

多数特发性横惯性脊髓炎发病前有前驱感染或全身性疾病史，相关病原包括病毒（如麻疹病毒、疱疹病毒、风疹病毒、流行性腮腺炎病毒、流感病毒、巨细胞病毒、埃可病毒及其他累及呼吸道或消化道的病毒）、细菌（如李斯特菌）及某些原虫等。可有受凉、过度劳累、外伤等诱因。横惯性脊髓炎还可与疫苗接种有关，如狂犬病、破伤风、麻疹、乙肝疫苗等。

4.急性横贯性脊髓炎可以累及哪些脊髓节段？

急性横贯性脊髓炎可累及脊髓任何节段，以胸段（70％～85％）最常见，其次为颈髓（10％～15％）和腰骶髓（8％～12％），病灶常局限于 1 个脊椎节段，多病灶融合或脊髓多个节段散在病灶少见。

5.急性横贯性脊髓炎有哪些临床表现?

多数急性横贯性脊髓炎发病前有前驱感染史,前驱感染与神经系统症状出现的时间间隔通常为5~10天。在出现脊髓功能的急性丧失之前常先有前驱症状,如恶心、肌痛、发热、咳嗽、腹泻等。之后表现出急性或亚急性运动、感觉、自主神经功能障碍的症状和体征。80%的患者于起病后2~10天病情达高峰,为急性病例。

少数亚急性病例需数周才达高峰,临床表现有后背及下肢痛、肢体瘫痪(多为双下肢,可快速进展累及双上肢)及感觉障碍、括约肌功能障碍(排尿、便困难或不能排尿、便)等,其他表现还有颈强直、呼吸功能障碍及性功能障碍等。

6.急性横贯性脊髓炎通常需要做哪些辅助检查?

(1)脑脊液检查:腰椎穿刺进行脑脊液检查,约一半患者有脑脊液异常,可有淋巴细胞轻度增多及蛋白升高,糖、氯化物正常,可有髓鞘碱性蛋白升高、鞘内 IgG 合成率升高。

(2)神经电生理检查:常有体感诱发电位异常。肌电图呈失神经改变。

(3)脊髓磁共振检查:脊髓磁共振表现为脊髓肿胀,80%病例的病灶为孤立性,常延伸数个脊髓节段。随着疾病恢复,可有局部脊髓萎缩。

(4)其他检查:如 AQP-4、MOG、ANA、ANCA、SSA、SSB 等检查,可除外其他疾病导致的急性横贯性脊髓炎。

7.急性横贯性脊髓炎有哪些治疗方法?

(1)加强护理,防止并发症(如吸氧、留置导尿管、预防压疮)。

(2)及早进行血浆置换,被认为有确切疗效;应用糖皮质激素(如静脉应用甲基泼尼松龙冲击治疗,后续口服泼尼松)可能会缩短疾病病程、改善预后,糖皮质激素总疗程为1~3个月,需注意补钙、补钾。

(3)脱水利尿剂(甘露醇)、神经保护剂(B 族维生素、辅酶 A 等)。

(4)伴有肺部或者尿路感染时,选用敏感而有效的抗生素;大剂量丙种球蛋白、环磷酰胺、硫唑嘌呤、甲氨蝶呤、霉酚酸酯等免疫治疗也有一定疗效。

(5)急性横贯性脊髓炎患者还需要长期支持治疗,如肢体康复训练、抗痉挛药物、膀胱及直肠功能锻炼及护理等。

8.急性横贯性脊髓炎预后如何?

不同患者的预后差异较大,约 44％的患者预后较好,完全无后遗症或仅有轻度感觉异常或锥体束征;可独立行走但存在痉挛性步态、感觉障碍或括约肌功能异常者约占 33％;存在严重后遗症,不能独立行走者占 23％。急性横贯性脊髓炎病程中经过高峰及平台期后神经系统的症状恢复多开始于病后 1 个月内,恢复过程可持续半年。

与预后不良相关的因素包括:①年龄小;②症状 24 小时内达高峰;③背痛为首发症状;④完全性截瘫;⑤锥体束征持续阴性;⑥感觉平面达颈段皮节。

与预后良好相关的因素包括:①平台期小于 8 天;②锥体束征阳性;③病程 1 个月内可独立行走。

9.急性横贯性脊髓炎有哪些康复治疗方法?

制订合理的肢体锻炼计划。瘫痪早期应做被动活动,进行按摩,以改善机体血液循环,促使瘫痪肢体恢复。预防痉挛状态,鼓励早期肢体功能锻炼、针灸、理疗等,促进肌力恢复。可用安坦片治疗痉挛状态。

10.对急性横贯性脊髓炎患儿的护理有哪些注意事项?

急性横贯性脊髓炎患儿的护理极为重要,要注意避免发生肺炎等呼吸系统、泌尿道和皮肤感染,防止发生压疮。保持呼吸道通畅,维护呼吸功能,若有轻度呼吸肌麻痹伴呼吸困难,可用雾化吸入协助患儿咳痰、排痰,必要时吸痰。中重度呼吸肌麻痹伴呼吸困难者,应尽早行气管切开或人工辅助呼吸。饮食上,需要给患者加强营养。可以适量给予患儿高热量、高维生素以及高蛋白的食物,少吃胀气食物,多吃富含纤维素的食物,多饮水。

(谭玉霞)

无骨折脱位型脊髓损伤

1.什么是无骨折脱位型脊髓损伤?

无骨折脱位型脊髓损伤又称"无放射影像异常的脊髓损伤",X 线、CT 及 MRI 等检查没有可见的脊柱骨折、脱位等异常发现,但外界暴力的作用震荡脊髓,导致脊髓充血、水肿,使患者出现脊髓损伤症状,如四肢麻木、瘫痪、大小便失禁等。

2.儿童期无骨折脱位型脊髓损伤的常见原因是什么?

儿童无骨折脱位型脊髓损伤多为外力因素所致,如练习舞蹈时腰部后弯动作、坠落伤、车祸伤、重物冲击腰背部、后仰跌倒时背部撞击于凸起的石块上、腰背部的挤压伤等。通常,因交通事故、坠楼等造成的脊髓病变易于被发现,但有些轻微外伤,如跳舞时做下腰动作、摔倒、牵拉时臀部着地导致臀部受打击、后空翻、双杠跌下等情况,常常容易被忽视而错过最佳的治疗时机。

3.为什么儿童较成人容易发生无骨折脱位型脊髓损伤?

儿童易发生无骨折脱位型脊髓损伤与儿童自身的生理特点密切相关:
(1)儿童椎间盘含水量较成人高,可以纵向过伸而不断裂。
(2)韧带和关节囊较成人弹性大,可承受较大的拉伸而不撕裂。
(3)颈背部肌肉力量相对弱,在伸展或屈曲的外力作用下易发生较大范围的晃动。
(4)儿童脊柱的骨骼发育与成人相比尚不完善:关节面浅且几乎成水平位,很容易在屈曲、伸展和平移过程中发生滑脱从而损伤脊髓,而 10 岁以下儿童的钩突尚未形成,不能有效限制椎体侧方和旋转运动。
由于儿童存在上述特点,因此,儿童在遭受外伤(多数为轻伤)后,容易有一个或多个脊椎节段瞬间移位而损伤脊髓,亦可同时损伤脊髓血管,其损伤程度与瞬间移位程度有关。

4.儿童发生无骨折脱位型脊髓损伤有哪些表现?

无骨折脱位型脊髓损伤以 10 岁以下儿童为多见,在明确外伤史后出现脊髓损伤症状,如肢体瘫痪、感觉障碍、大小便潴留等。有些患儿急骤起病,在外伤后 60 分钟内就可以出现截瘫、感觉障碍及大小便潴留,部分患儿并非在创伤后立即出现瘫痪,而是在无明显进一步外伤情况下,创伤后 30 分钟至 4 天后开始出现瘫痪症状。如果怀疑儿童损伤到脊柱,要密切观察以下表现,包括肢体麻痹、双下肢无力、末梢感觉异常和肢体电击样感觉,如果出现上述情况,应怀疑脊髓损伤的可能,进一步行脊髓磁共振检查,以早期诊断和处理,避免出现更严重的后果。

5.儿童无骨折脱位型脊髓损伤有哪些治疗方法?

儿童无骨折脱位型脊髓损伤的治疗原则是尽早实施椎管减压、稳定脊柱及开展功能性康复训练。

(1)手术治疗:对于脊髓受压严重的儿童无骨折脱位型脊髓损伤,应积极实施手术治疗,解除病因与压迫。

(2)给予解除血管痉挛、脱水、激素、营养神经等药物治疗:建议早期超大剂量应用甲泼尼龙冲击治疗,可减缓或中止脊髓损伤后的继发性损伤,改善其功能恢复。

(3)高压氧治疗:早期结合高压氧治疗能够有效缓解脊髓水肿,促进神经再生修复。

(4)康复治疗:及时的综合康复治疗可以降低儿童无骨折脱位型脊髓损伤的致残率,促进功能恢复,提高生活质量,如通过站立训练减少对于臀部的压力,防止出现压疮,静态牵伸可以缓解下肢的关节挛缩,促进血液循环,减少骨质疏松,瘫痪后积极被动锻炼,维持住下肢肌肉等。

(5)中医治疗对脊髓损伤康复也有一定的帮助,如针灸能帮助恢复不全瘫肌力、改善膀胱功能,中药对润肠通便有不错的效果。

6.儿童无骨折脱位型脊髓损伤能恢复吗?

脊髓损伤的严重程度、治疗时机及治疗方法等因素直接影响儿童无骨折脱位型脊髓损伤的预后情况。尽早接受正确的治疗对于功能康复及预后非常重要。若脊髓损伤程度轻,通过正规治疗如卧床休息、制动、应用营养神经的药物等治疗是可以恢复的。若脊髓损伤比较严重,脊髓损伤不可逆,则可能遗留截瘫等严重后遗症。

7.为避免发生无骨折脱位型脊髓损伤,儿童应如何做好防护?

由于儿童具有骨性脊柱弹性较强、颈胸椎灵活性较高、易发生椎体一过性滑脱、脊髓组织顺应性小于脊柱等特点,儿童较成人更容易发生无骨折脱位型脊髓损伤。因此,儿童应尽量避免不适当的剧烈、大幅度运动,尤其是颈椎、胸椎的过度伸展等。在运动前应做好热身,运动中注意防护,同时还要加强腰背肌训练、平衡功能的训练等。

8.如果出现无骨折脱位型脊髓损伤,如何正确施救?

如果发生无骨折脱位型脊髓损伤,尽量不要一个人移动伤者,避免发生更严重的损伤,必须移动伤者时,需要两人以上一起,保持伤者的头、颈、背在同一水平面上。同时,拨打急救电话,寻求专业帮助,尽快到有经验的医院进行处理,越早越好。不是所有的医院和医生都有治疗无骨折脱位型脊髓损伤的经验,特别是在医疗水平较落后的地区,如果医生没有经验,认为脊椎没有骨折和脱位,就让孩子回家观察,这样会耽误孩子治病的时间,造成一些不必要的损失。而有经验的专业医生通过仔细询问患儿病史及检查,就会及时发现病情,采取准确处理措施,逆转脊髓损伤,减少后遗症发生。

9.儿童无骨折脱位型脊髓损伤可能引起哪些并发症?

(1)压疮:有些脊髓损伤患儿会出现自身的行为活动能力丧失,需要长期卧床,长期卧床会导致患儿出现皮肤知觉丧失,导致皮肤神经坏死,引发压疮。

(2)体温失调:如果脊髓损伤部位位于颈髓,可能会导致患儿体内的自主神经系统功能紊乱失调,引起受伤平面以下的皮肤丧失对外界温度的正常调节能力和适应能力,从而导致体温失调。

(3)泌尿生殖道感染:如果脊髓损伤影响到患儿的括约肌功能,引起尿潴留,患儿就需要通过长期留置导尿管的方式来及时排出体内所产生的尿液,留置导尿管会使一些病菌更容易进入患儿的泌尿生殖系统,造成泌尿生殖道感染。

(4)呼吸衰竭:对于发生在颈部的脊髓损伤患儿来说,呼吸衰竭是非常严重的一种并发症,部分患儿甚至会因为呼吸衰竭而导致死亡。

(5)呼吸道感染:脊髓损伤患儿呼吸道分泌物不易排出,致病菌进入患儿的呼吸道之后,容易发生异常的繁殖而造成呼吸道感染。

10.儿童无骨折脱位型脊髓损伤的护理有哪些注意事项？

对于无骨折脱位型脊髓损伤患儿的护理,要注意以下几点:

(1)关心患儿情绪,多与之交谈,给予安慰,解除患儿紧张情绪,增强信心。

(2)做好生活护理,合理安排饮食,注意营养搭配,多食富含维生素的蔬菜及水果,多饮水,防止大便干燥。

(3)鼓励患儿在病情允许情况下主动做未瘫痪肌肉训练,如颈部活动,四肢各关节锻炼,腹肌锻炼等。根据患儿病情状况,争取早日恢复腋拐、轮椅的训练,以便早日离床活动。

(4)瘫痪肢体保持功能位置,防止各个关节过伸或过展,每日做被动活动及按摩,防止关节僵硬、肌肉萎缩。

（谭玉霞）

脊髓性肌萎缩

1.脊髓性肌萎缩是什么病？

脊髓性肌萎缩(SMA)是由于脊髓前角运动神经元病变导致肌肉萎缩和肌无力的一种罕见的遗传性神经肌肉病。2018年5月,该病被纳入国家《第一批罕见病》目录。

2.脊髓性肌萎缩的病因是什么？

脊髓性肌萎缩是一种常染色体隐性遗传病,是由位于5号染色体长臂上的运动神经元存活基因1(SMN1)发生突变所导致的,约96%的SMA患者由SMN1基因突变所致,约4%的患者由其他基因突变所致。

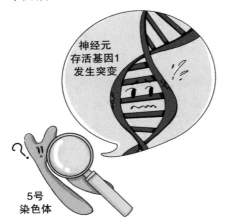

3.脊髓性肌萎缩遗传给孩子的概率是多少？男女有没有差别？

当父母双方都携带该病致病基因时,他们的孩子有 1/4 的概率患病,有 1/2 的概率为携带者,有 1/4 的概率为正常孩子。男女患病的概率是一样的。

4.脊髓性肌萎缩有哪些表现？

该病临床表现差异较大,但共同点均为逐渐加重的、双侧肢体同时出现的、以近端肢体为主的肌无力与肌萎缩。此病不影响智力和肢体感觉。根据患者的发病年龄、达到的最大运动功能,该病通常由重到轻可分为 0～Ⅳ 型。

(1)SMA0 型:出生前起病,存在严重的肌无力和先天性多关节萎缩。在宫内时就可以出现胎动减少,羊水过多,出生时常见臀先露。除眼球外,几乎无肢体、躯干和面部任何活动,无吸奶动作。出生时需立即予呼吸机帮助呼吸,患儿常于 1 个月内死亡。

(2)SMAⅠ型:生后 6 个月内发病,表现为全身肌肉松软、无力,不能抬头,不能自己独坐,更不能走路。患儿容易反复患肺炎,大多数在 2 岁内死亡。

(3)SMAⅡ型:出生后 6～18 个月发病,出生早期肢体发软、运动能力差,随着年龄增长,可缓慢获得一些运动能力,能自己坐,少数可借助外界帮助站起来,但是无法正常走路。该型患儿多伴有手指抖动、关节挛缩和脊柱向后或向一侧弯曲。控制呼吸的肌肉逐渐出现无力并渐加重,最终导致呼吸困难而死亡。大部分患儿可存活到成年。

(4)SMAⅢ型:多在 18 个月以后发病,1 岁以内运动发育正常,之后逐渐出现肢体发软,腿部无力比胳膊无力更明显。患儿在刚刚发病时可能会出现反复跌倒和上下楼困难。随着年龄增长,自行走路的能力越来越差,甚至丧失行走能力。也可出现脊柱向后或向一侧弯曲,关节变形,寿命一般不受影响。

(5)SMAⅣ型:为成人型,常于 20 岁或 30 岁之后发病,仅有轻微的运动障碍,进展缓慢,不影响寿命。

五个分型

0型SMA
发病：产前或出生时
里程碑：无

Ⅰ型SMA
发病：<6个月
里程碑：无法坐立

Ⅱ型SMA
发病：6～18个月
里程碑：可坐立，无法行走

Ⅲ型SMA
发病：18个月以后
里程碑：可行走

Ⅳ型SMA
发病：成年
里程碑：正常

5.得这种病的孩子多吗？

正常人携带该病致病基因的概率较高,普通人群致病基因携带率为 1/72～1/47,该病的发病率为 1/10000～1/6000,目前中国无具体流行病学调查数据。

6.为什么同患一种病,患者的严重程度却不同？

这个问题具体要从发病机制说起。人类一共有 23 对染色体,共 46 条,其中包括 22 对常染色体和 1 对性染色体。脊髓性肌萎缩的致病基因运动神经元存活基因 1(*SMN1*)位于 5 号染色体长臂 13 区,*SMN1* 基因编码运动神经元存活蛋白(SMN),如果 *SMN1* 发生突变,导致 SMN 蛋白合成障碍而发病。靠近 *SMN1* 基因区域还存在一个与 *SMN1* 高度相似的基因 *SMN2*,不同患者的 *SMN2* 基因拷贝数有变异,一般 0～8 个拷贝数不等。*SMN2* 基因可以产生 10％～15％的正常 SMN 蛋白,*SMN2* 基因拷贝数越多,产生的正常 SMN 蛋白就越多,患者的临床表现就越轻,相反则越重。也就是说,*SMN1* 决定疾病的发生,*SMN2* 影响疾病的严重程度和进展。

7.如何诊断脊髓性肌萎缩？

患者有四肢发软、无力、关节挛缩、脊柱侧弯、行走时步态不稳等临床表现;生化检查血清肌酸激酶水平正常或少数轻中度升高;肌电图显示广泛性神经源性损害;基因检测结果是诊断的"金标准"。

8.脊髓性肌萎缩能治疗吗?

该病在 2016 年之前是没有特效治疗方法的,主要以支持和对症治疗为主。自从 2016 年基因药物问世以来,该病迎来了新纪元。目前,市场上用于治疗 SMA 的药物主要有以下几种:

(1)基因靶向治疗:诺西那生钠注射液,此药 2016 年经美国食品药品监督管理局批准上市。2019 年 4 月该药在中国上市,当时价格为 70 多万元一针,被称为是"天价药""孤儿药",因此限制了此药的临床应用。2021 年 12 月,此药被正式纳入医保,且价格下降至约 3.3 万元/支,给 SMA 患者带来了新的希望。

(2)基因替代治疗:AVXS-101,该药的作用机制为基因替换,2019 年 5 月经美国食品药品监督管理局批准上市,但价格高达 200 多万美元。2022 年 6 月,北京大学开始进行该药的临床试验。

(3)利司扑兰口服溶液(Risdiplam):美国食品药品监督管理局于 2020 年 8 月批准上市,用于治疗 2 个月及以上的 SMA 患者。2021 年 6 月,中国药监局通过优先审批程序批准该药上市,价格由原来的 6.38 万元/瓶降至 1.45 万元/瓶。

(4)其他治疗:包括神经保护药物、干细胞移植及康复训练等。

9.诺西那生钠是怎么用的?

诺西那生钠的用药方法不同于常规的口服或静脉用药,需经腰椎穿刺鞘内注射,直接进入蛛网膜下腔,随脑脊液循环分布至中枢神经系统,发挥其靶向治疗作用。因蛋白的可降解性,该药需长期维持治疗以保证疗效。推荐剂量为 12 mg,前 3 次需每 14 天注射 1 次,第 4 次需与第 3 次间隔 30 天,以后每 4 个月注射 1 次,并持续终生。

10.诺西那生钠有什么不良反应?

该药最常见的不良反应($>1/10$)包括头痛、呕吐、背痛,也有腰椎穿刺术相关并发症,包括严重感染,如脑膜炎,发生率尚不明确。

11.诺西那生钠治疗效果如何?

诺西那生钠注射液不能完全治愈 SMA,但是目前 40 多个国家和地区的临床试验结果表明,接受诺西那生钠治疗的 SMA 患者,其寿命及运动能力均得到明显提高。且此药在发病早期应用治疗效果会更好。Ⅲ型青少年、Ⅳ型成人是否能与Ⅰ型、Ⅱ型患儿达到同样的疗效,还需要进一步临床实践。

12.脊髓性肌萎缩症患者的家属平时应注意哪些方面的问题?

(1)脊髓性肌萎缩症患者由于肢体无力、长期卧床,很容易患肺炎、尿路感染、压疮等,病情严重时需应用有创或无创呼吸机辅助呼吸。因此,照顾者平时可以帮助 SMA 患者多做呼吸功能训练,如咳嗽和排痰训练等。应用呼吸机者的家属还应做好气道管理,学习呼吸机及紧急医疗救护相关的知识。

(2)Ⅱ型 SMA 患者在儿童早期会出现脊柱侧弯曲,应经常做临床脊柱检查、拍脊柱 X 片检查。征求骨科医师的建议,了解是否需要使用脊柱矫形器或手术治疗。

(3)应定期进行生长及营养状况的评估,并由专业营养师调整饮食。

13.脊髓性肌萎缩症患者可以接种疫苗吗?

建议 SMA 患者接种各种计划内疫苗,有条件者 2 岁前全程接种 13 价肺炎球菌疫苗(2.5、3.5、4.5、12.5 月龄各 1 针,共 4 针),2 岁以上患者每 5 年接种一次 23 价肺炎球菌疫苗,每年接种流感疫苗。

14.脊髓性肌萎缩症能预防吗?

脊髓性肌萎缩症是可以预防的。96%的 SMA 患者由父母遗传所致,该病致病基因人群携带率高,随着目前基因检测水平的提高,有 SMA 家族史的人群应进行遗传咨询和产前诊断,以避免此类患儿出生。

(邱世彦)

急性弛缓性脊髓炎

1.什么是急性弛缓性脊髓炎?

急性弛缓性脊髓炎(AFM)是多种原因导致的,以脊髓灰质病变或运动神经元损伤为主,以急性肢体软弱无力为主要表现的综合征。

2.急性弛缓性脊髓炎的病因是什么？

该病的病因目前还不明确，可能与病毒感染直接损伤神经元、感染后的免疫损伤有关。

3.急性弛缓性脊髓炎有哪些表现？

本病主要表现为单个肢体或多个肢体的软弱无力，一般呈非对称性，以下肢为明显，一般病情发展快，肢体无力在数小时至数日达高峰，部分可出现面瘫、言语不清、吞咽困难等。

4.急性弛缓性脊髓炎需要做哪些检查？

初步诊断急性弛缓性脊髓炎的患儿，除了一般的查血化验外，还需要做腰穿查脑脊液、脊髓 MRI 以及肌电图检查。

5.急性弛缓性脊髓炎怎么治疗？

急性弛缓性脊髓炎没有特异的治疗方法，主要以对症治疗和支持治疗为主，如出现呼吸衰竭，需要呼吸机治疗；出现吞咽困难，需要鼻饲。同时可以给予丙种球蛋白进行免疫调节治疗。恢复期应尽早进行康复训练。

6.急性弛缓性脊髓炎会不会留下后遗症？

急性弛缓性脊髓炎是否会遗留后遗症，取决于受累脊髓的范围、病情严重程度，少部分孩子可完全康复，多数孩子可能留有不同程度的肢体运动障碍。

（邱世彦）

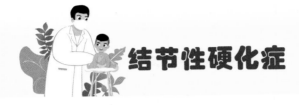

结节性硬化症

1.什么是结节性硬化症?

结节性硬化症(TSC)是一种遗传病,可影响多个器官系统,主要表现为智力障碍、癫痫、色素脱失斑等皮肤改变,以及不同部位(脑、心、肺、肾)的肿瘤。

2.结节性硬化症的病因是什么?

结节性硬化症是常染色体显性遗传病,目前明确的两个致病基因是 $TSC1$ 和 $TSC2$,约 1/3 患儿是由父母遗传,约 2/3 患儿是自身基因突变导致。

3.结节性硬化症遗传给孩子的概率有多大?

结节性硬化症患者遗传给孩子的概率是 50%,如果父母一方是结节性硬化症患者,再次怀孕后一定要及时、按时产检,做羊水穿刺等筛查宝宝基因,避免再次生育患有此病的孩子。

4.结节性硬化症有哪些临床表现?

结节性硬化症临床表现多种多样,主要表现为智力障碍、癫痫、皮肤改变以及不同部位的肿瘤。

(1)神经系统表现:最常见的症状是癫痫,智力低下。80%～90%的结节性硬化症患者有癫痫发作。约一半患者智力正常,一半患者有一定程度的智力障碍,从轻度的学习障碍、癫痫到严重的智力低下。脑部磁共振检查可发现皮质发育不良、室管膜下结节、室管膜下巨大星形细胞瘤。

(2)皮肤表现:90%的结节性硬化症患者有皮肤表现,典型的皮肤表现有四种,包括面部血管纤维瘤、色素脱失斑、鲨鱼皮样斑、指/趾甲下纤维瘤。

（3）肾脏表现：肾血管平滑肌脂肪瘤和肾囊肿最常见，通常无症状，但肾血管平滑肌脂肪瘤较大时有可能自发破裂出血。

（4）心脏表现：心脏横纹肌瘤可在胎儿期即出现，一般在刚出生时和儿童早期最大，部分可随年龄增长而缩小至消失。

（5）眼部病变：50%的患者出现视网膜错构瘤。

（6）肺部病变：肺淋巴管平滑肌瘤多见于成年女性患者。

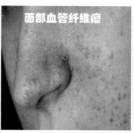
面部血管纤维瘤

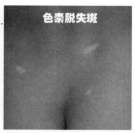
色素脱失斑

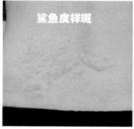
鲨鱼皮样斑

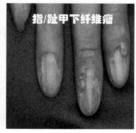
指/趾甲下纤维瘤

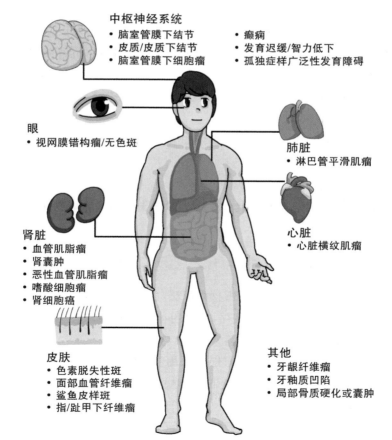

中枢神经系统
- 脑室管膜下结节
- 皮质/皮质下结节
- 脑室管膜下细胞瘤
- 癫痫
- 发育迟缓/智力低下
- 孤独症样广泛性发育障碍

眼
- 视网膜错构瘤/无色斑

肺脏
- 淋巴管平滑肌瘤

肾脏
- 血管肌脂瘤
- 肾囊肿
- 恶性血管肌脂瘤
- 嗜酸细胞瘤
- 肾细胞癌

心脏
- 心脏横纹肌瘤

皮肤
- 色素脱失性斑
- 面部血管纤维瘤
- 鲨鱼皮样斑
- 指/趾甲下纤维瘤

其他
- 牙龈纤维瘤
- 牙釉质凹陷
- 局部骨质硬化或囊肿

5.结节性硬化症需要做什么检查?

为了全面评估病情,一般需要做头颅 MRI、视频脑电图、心脏彩超、肾脏彩超、基因检查等。

6.临床表现典型但是基因检查没有发现异常,可以诊断结节性硬化吗?

约 85% 的结节性硬化症患者可以查出 $TSC1/TSC2$ 有致病突变,15% 的患者检测不到明确的致病基因,但只要经医生判断符合临床诊断标准,基因阴性也可以确诊。

7.结节性硬化症如何治疗?

结节性硬化症的治疗主要分为对症治疗和 mTOR 抑制剂治疗。

(1)对症治疗

癫痫:婴儿癫痫性痉挛综合征首选氨己烯酸,若无效则选 ACTH 治疗,其他发作根据发作类型选用抗癫痫药物。药物难治性癫痫可选择生酮饮食、迷走神经刺激术。对于局限性病灶所致的顽固性癫痫,可行脑内病灶切除术。

纤维瘤:面部血管纤维瘤可使用激光治疗。大的指/趾甲下纤维瘤,可手术切除。

神经精神障碍:包括自闭症、注意力缺陷、多动障碍和智力障碍等,个性化给予康复、教育支持及其他临床治疗。

(2)mTOR 抑制剂

mTOR 抑制剂可以治疗室管膜下巨大星形细胞瘤和肾血管平滑肌脂肪瘤,包括雷帕霉素和依维莫司。

8.mTOR 抑制剂服药期间有什么注意事项?

雷帕霉素口服溶液在国内应用较为广泛,服药期间有以下注意事项:

(1)避光保存,2～8 ℃冰箱储存,避免与冰箱四壁接触,不要放在冰箱四角和门背,可 1 次抽取 10 次用量分装保存。

(2)为减少口腔溃疡的发生,服用时可用注射器将雷帕霉素抽取到 45～50 倍凉开水中,水的温度应在 20 ℃以下,否则将影响药物活性,之后反复抽吸液体,以保证注射器四壁上的药物最大程度溶于水中。可加适量橙汁,增加维生素 C 摄入,减少口腔溃疡发生,切记橙汁的量不可过大,否则将增加胃肠道负担。

（3）每日服用 1 次,饭前或饭后均可,与进食应有 20～30 分钟的间隔,一般建议中午服药,尽量保证服药时间稳定;同时,服用其他抗癫痫药物的患者,或服用治疗发热等其他疾病药物的患者,尽量控制这些药物与雷帕霉素的用药时间有 3～4 个小时的间隔,尽量保证孩子在早、晚时间段服用其他种类的药物;因上学等各种原因不能中午服药的患儿,可以晚上 4～6 点服药,其他药物也要向后延迟 3～4 个小时。

（4）服药期间,尽量保证饮食清淡,少食油腻食物,多摄入瓜果蔬菜等,但要避免吃西柚。

（5）如果出现口腔溃疡,及时使用一些常用、外用药物,对症治疗即可;如果出现其他严重不良反应,要及时随诊,在医生的指导下进行治疗。

（6）用量根据患儿体表面积及雷帕霉素的血药浓度调整,要在专业医生指导下服用。因此,服用雷帕霉素 2 个星期、3 个月、6 个月及之后每年均要进行相关检查。

（7）由于本药不经皮肤吸收,因而无特殊的注意事项。如不慎与皮肤或黏膜直接接触,应用肥皂和水彻底清洗,用清洁水冲洗眼睛。

9.mTOR 抑制剂有什么不良反应?

mTOR 抑制剂的不良反应主要包括口腔炎、呼吸道感染、皮肤感染、高脂血症、高血糖、肾功能障碍、月经不调、闭经、无精症、伤口愈合延迟、腹泻、呕吐、食欲差、骨髓抑制、乏力、味觉异常等,绝大部分不良反应症状轻微,一般可自愈。

10.mTOR 抑制剂治疗期间可进行预防接种吗?

由于 mTOR 抑制剂具有免疫抑制特性,治疗期间应避免接种活疫苗。建议在活疫苗接种前 2 周和接种后 2 周停止应用 mTOR 抑制剂。接种灭活疫苗无需停用 mTOR 抑制剂。对伴有癫痫的患儿,需在医生指导下进行预防接种。

11.结节性硬化症预后如何? 能治愈吗?

结节性硬化症预后相差悬殊,轻者可正常生活、学习,重者生活完全需他人照顾,甚至可能因癫痫持续状态、脑部肿瘤、肾衰竭、心脏肿瘤等发生夭折。目前尚缺乏有效治愈手段,需严密监测,积极治疗,以改善症状,提高生活质量。

（邱世彦）

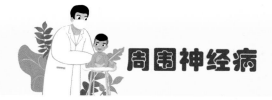

遗传性运动感觉神经病

1.什么是遗传性运动感觉神经病?

看到"遗传性运动感觉神经病"这个词语,相信很多家长都会觉得很困惑,在生活中,好像从未听过这个词语。其实,遗传性运动感觉神经病简称"CMT",这是一大类遗传性感觉和(或)运动神经病的总称,是为了纪念最初描述该疾病的三位医生而命名。遗传性运动感觉神经病是在儿童人群中观察到的最常见的一组遗传性周围神经病,周围神经受累就是这组疾病最突出的表现。

2.遗传性运动感觉神经病有什么样的表现呢?

遗传性运动感觉神经病的症状主要包括力弱、感觉丧失、平衡异常和自主神经功能紊乱。

3.什么是力弱?

遗传性运动感觉神经病的力弱最常表现为"长度依赖性",即以远端受累为主,通俗来说就是腿部病变往往比手臂的病变更加严重,因此患者会经常被绊倒或出现脚踝扭伤,多次出现这样的情况,可能就会发展为足下垂。而手部受累,则可以表现为自己难以完成使用纽扣或拉链及使用钥匙开锁等精细动作。

4.遗传性运动感觉神经病的感觉症状都有什么样的表现呢?

遗传性运动感觉神经病的感觉症状多是由于在痛温觉中起作用的小而薄的有髓或无髓神经,比如感觉双脚"在鹅卵石上行走"或"冰冷",且不能用双脚感知水温；以及在位置觉中起作用的大的有髓神经的受累，当夜间视力无法代偿本体感觉丧失时，大纤维感觉丧失导致的平衡受累症状常更为突出。本体感觉丧失也常为神经纤维长度依赖性，即下肢本体感觉丧失往往较上肢严重，因此，患者可以通过用手轻轻触摸墙壁来改善对大脑的本体感受输入，从而改善平衡。

5.自主神经症状都有哪些表现？

自主神经症状包括体位性低血压、心血管功能不全、闭汗或汗多、尿潴留或尿失禁、阳痿、便秘及腹泻交替等。但是，有些家长可能不会将这些症状与神经系统症状联系起来，而往往被忽视。

6.遗传性运动感觉神经病是如何进展的呢？

患者多数出生后早期发育正常，运动里程碑发育正常。但是跟其他正常孩子不同的地方在于，这些孩子通常跑步比较慢，很难完成需要平衡的活动，如滑冰、过平衡木等。患者在 20 岁前逐渐出现力弱和感觉丧失，20～30 岁间可能需要使用踝足矫形器，但一般来说，双手相比双足受累较轻，大多数患者可以终身保持行走的能力且寿命不受影响。

7.可以完善哪些检查来确定孩子是否患有遗传性运动感觉神经病呢？

在出现我们前面所提到的那些临床表现时，可以通过完善神经电生理检查及基因检测来明确孩子到底有没有患上遗传性运动感觉神经病。

神经传导速度（NCV）测试能够鉴别脱髓鞘和轴突神经病变，神经电生理检查可帮助发现患者感觉系统是否受累，同时进一步区分以轴索受累为主的遗传性运动感觉神经病的类型。

通过家族史采集、神经系统检查和神经电生理检测，临床筛选出可能的候选基因后，分子诊断是遗传性周围神经病诊断的"金标准"。当然，如果先证者已经进行了基因检测，其他家庭成员可以不再进行基因检测，而是通过临床评估和神经电生理检查来进行诊断。

8.若孩子已经确诊了遗传性运动感觉神经病，该怎样进行治疗呢？

虽然我们对遗传性运动感觉神经病的认识一直在不断加深，但遗憾的是，目前还没有能够真正治疗该病的方法，因此，物理治疗、作业治疗和一些骨科手术仍然是各个亚型 CMT 治疗的基础。详细的家族史及家庭成员检查对于患者的预后和遗传咨询同样重要。

专业的多学科康复团队对遗传性运动感觉神经病患者的管理意义重大,目的是改善患者生活功能及质量。保持肌肉的力量和张力,防止肌肉挛缩并改善平衡的物理治疗,以及可以为行走提供支持、改善平衡的矫形手术,能够在更大程度上改善这些患者的生存质量。但是,矫形手术并不能改善患者的力弱和感觉障碍,是否有必要和什么时机实施手术,还需要根据患者的实际情况进行判断。

最近,研究者发现了两项新技术,即细胞重编程和高通量药物筛选,这两项技术在选择治疗遗传性运动感觉神经病的药物方面潜力巨大,可使 I 期动物研究中靶向选择药物更快。目前,研究者也发现了一些遗传性周围神经病相关的关键基因和蛋白质,这些基因和蛋白质与很多其他基因及蛋白质在功能上密切相关。相信随着时间的推移、科学的进步,在不远的将来,我们可以迎来更多、更好的治疗方法。

（孔敏）

吉兰-巴雷综合征

1.什么是吉兰-巴雷综合征?

吉兰-巴雷综合征(GBS),以前也叫"格林-巴利综合征",是一组获得性急性发病的周围神经自身免疫性疾病,是目前我国和多数国家儿科最常见的急性周围神经病。该病主要累及脊神经和脑神经,有时亦可累及脊髓和脑干。GBS 的特征性表现为急性起病,广泛对称性迟缓性瘫痪。

GBS 多呈单相性自限性病程,一般 2 周左右达高峰,疾病进展一般不超过 4 周,多数数周内或数月内完全恢复,严重者急性期可死于呼吸肌麻痹。起病后 1 年,仍有 10%～15% 的患者残留不同程度肌无力。

2.儿童为什么会得吉兰-巴雷综合征?

目前,吉兰-巴雷综合征的病因研究不完全明了,多数研究者认为本病是急性免疫性周围神经病,多种因素均可诱发该病,以空肠弯曲菌等前驱感染为主要诱因。

（1）感染因素：约 2/3 的吉兰-巴雷综合征患者在发病前 6 周内有明确感染史。常见病原体有空肠弯曲菌、巨细胞病毒、EB 病毒、带状疱疹病毒、人类免疫缺陷病毒、其他病毒及肺炎支原体等，其中以空肠弯曲菌最常见，在我国和日本，42%～76% 的患者血清中有该菌特异性抗体滴度增高或有病前该菌腹泻史。排在第二位的是巨细胞病毒感染，欧洲和北美地区多见。

（2）疫苗接种：疫苗接种后有少量个体因免疫紊乱而易感。

（3）免疫遗传因素：个体存在遗传易感性，如易感个体受到外来刺激后发生的异常免疫反应，神经原纤维破坏而致病。

3.吉兰-巴雷综合征分几种类型？

根据病理和临床，吉兰-巴雷综合征可分为不同亚型，其中，急性炎性脱髓鞘性多发神经根神经病是最常见的临床类型，占吉兰-巴雷综合征的 90%，其他少见的临床类型（又称吉兰-巴雷综合征变异型）有急性运动轴索性神经病、急性运动感觉轴索性神经病、米-费综合征、多发性脑神经炎、急性自主神经功能障碍、吉兰-巴雷综合征伴中枢神经系统异常。

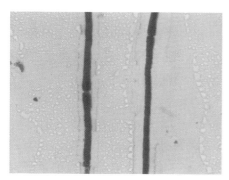

正常神经纤维

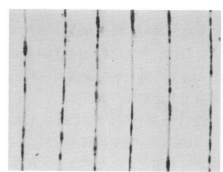

轴索变性和髓鞘脱失

4.得了吉兰-巴雷综合征有什么表现？

本病在任何年龄、任何季节均可发病，但以学龄前和学龄期儿童发病居多。发病前 4 周内常见有腹泻或上呼吸道感染史，亦可继发于其他的病毒感染，如流感、流行性腮腺炎、病毒性肝炎、水痘等。我国儿童常以空肠弯曲菌为前驱感染，故农村较城市多见，夏秋季发病增多。

（1）运动障碍是本病的主要表现：表现为四肢，尤其是双下肢对称性迟缓性瘫痪，下肢重于上肢，远端重于近端。瘫痪可能在数天或数周内由下肢向上肢发展,绝大多数进行性加重不超过 3～4 周。进展迅速者也可在起病 24 小时内或稍长时间内出现严重肢体瘫痪和(或)呼吸肌麻痹,引起呼吸急促、声音低微和发绀。

部分患者伴有两侧对称性或不对称性脑神经麻痹,以核下性面瘫最常见,其次为展神经。当波及后组脑神经时,可出现呛咳、声音低微、吞咽困难、口腔唾液积聚,易引起吸入性肺炎并加重呼吸困难。

(2)感觉障碍:症状相对轻微,很少有感觉缺失,主要表现为神经根痛和皮肤感觉过敏。疼痛的程度和运动障碍程度与预后无关,多数患者的疼痛和感觉过敏在数日内消失。

(3)自主神经功能障碍:症状轻微,主要表现为手足出汗、发红、肿胀、血压轻度升高或心律失常等。一般很少出现排便、排尿障碍,即使有也多为一过性,一般不超过 12～24 小时。

(4)反射异常:一般腱反射减低或消失,病理征阴性。神经根受到刺激的患者可以出现脑膜刺激征阳性,甚至颈项强直。

5.吉兰-巴雷综合征病程是怎样的?

本病是单相性病程,疾病的发生发展过程大致可以分为以下三个阶段:

(1)初期:急性起病,症状和体征逐渐加重。在本阶段,疾病是快速进展的。50%～75%的患者在发病 2 周内肌无力达最严重程度,90%～98%的患者在 4 周内肌无力达到最严重程度。

(2)平台期:症状持续数日至 4 周,平均 10～12 天,之后进入恢复期。

(3)恢复期:持续数周至数月,超过 90%的患儿半年内完全恢复,也有恢复缓慢甚至不能完全恢复的患者。恢复的速度与平台期患者肌无力的最严重程度有关。

6.如何确诊吉兰-巴雷综合征?

吉兰-巴雷综合征的诊断是临床诊断,临床表现为急性起病,四肢对称性迟缓性瘫痪,伴或不伴脑神经麻痹,脑脊液存在蛋白细胞分离现象,电生理检查提示周围神经髓鞘或轴索性损害,排除其他疾病即可诊断本病。

7.怎么治疗吉兰-巴雷综合征? 家长需要特别注意什么?

本病虽没有特效治疗,但病程自限,大多可完全恢复,积极的支持治疗和护理措施是顺利康复的关键。

（1）一般治疗：由于该病患者瘫痪时间长，容易产生并发症，如坠积性肺炎、脓毒血症、压疮、血栓性静脉炎，因此细致的护理工作可降低病死率，减少并发症。特别是要保持呼吸道通畅，防止发生窒息，注意室内温度、湿度，可采用雾化吸入、拍击患者的背部和体位引流等方式。勤翻身，防止压疮，注意保持瘫痪肢体的功能位置，防止足下垂等变形。严格执行消毒隔离制度。疾病早期自主神经系统并发症比较多，可能引起心律失常，应密切监测患者的生命体征，保证足量的水分、热量和电解质供应。

（2）免疫治疗：包括静脉大剂量丙种球蛋白和血浆置换。静注丙种球蛋白已被证明可缩短病程，并抑制急性期患者病情进展，在临床上应用广泛。血浆置换能清除患者血浆中的髓鞘毒性抗体、致病的炎性因子、抗原抗体免疫复合物等，减轻神经髓鞘的中毒作用，促进髓鞘的修复和再生，但这种治疗方法要求的条件较高，难度较大，且有创伤，应用需警惕。

（3）糖皮质激素治疗：多数专家认为糖皮质激素对本病治疗无效。

（4）呼吸肌麻痹治疗：呼吸肌麻痹是本病的主要死因，应及时进行气管切开或插管，必要时使用机械通气。

（5）神经营养治疗：B族维生素、腺苷三磷酸（ATP）、辅酶A和神经生长因子等药物可促进神经修复。

（6）康复治疗：病情稳定后，早期进行正规的神经功能康复锻炼，防止肌肉萎缩及关节挛缩。

8.吉兰-巴雷综合征治愈的希望大吗？预后怎么样？

近年来，由于医护人员已正确掌握气管切开术的适应证，人工呼吸器得到合理使用，大剂量丙种球蛋白在临床上得到应用，以及护理工作的加强，85％以上的患儿3～6个月内可以完全恢复；有10％～15％的患儿遗留不同程度的肌无力；少数有足下垂后遗症；1.7％～5％死于急性期的呼吸机麻痹。病变累及脑神经、需要气管插管、肢体瘫痪严重往往提示患者将留有后遗症。

患者常见的死亡原因包括呼吸衰竭、感染、低血压、严重心律失常等并发症。

9.吉兰-巴雷综合征治疗后会复发吗？

据统计，有3％～5％的患者出现一次以上的复发，其中有50％的患者复发两次以上。复发周期为数周、数年,极少数可于数十年后复发。复发的吉兰-巴雷综合征的临床表现在本质上相同,一般来说,复发后的恢复常不如第一次那么完全,而且复发时的发展速度也较第一次缓慢。虽然患者在病情好转或平稳后会出现病情恶化,但一般预后较好,患者病情恶化程度一般较轻,新出现的症状一般有颅神经麻痹、自主神经功能障碍、上肢远端瘫痪程度加重、完全的下肢瘫痪等,再次采用静脉注射免疫球蛋白或血浆置换治疗后病情好转,很少出现呼吸困难等危及生命的症状。当合并自身免疫性疾病、乙肝等时,预后相对较差,需及时干预及治疗。

(孔敏)

慢性炎性脱髓鞘性多发性神经根神经病

1.什么是慢性炎性脱髓鞘性多发性神经根神经病?

人体的神经纤维就像日常生活中见到的电线,负责将电信号传导到人体的各个组织和器官。如果电线没有外层的绝缘胶皮,那就可能导致触电或短路。神经纤维的"髓鞘"就像电线的绝缘胶皮,缺少了这层髓鞘,就可能导致神经信号传导出现异常。

慢性炎性脱髓鞘性多发性神经根神经病(CIDP)就是以周围神经近端慢性脱髓鞘为主要病变的获得性自身免疫性疾病,又称慢性吉兰-巴雷综合征,其病程慢性进展或缓解复发持续 2 个月以上。临床表现为不同程度的双侧对称性迟缓性肌无力,可伴有感觉缺失、腱反射减低,大部分患者对免疫治疗反应良好。

2.慢性炎性脱髓鞘性多发性神经根神经病有哪些特点?

慢性炎性脱髓鞘性多发性神经根神经病发病率低,可见于各个年龄段,好发于 20～60 岁,儿童发病者占所有 CIDP 的 10%,患病率为 1/300000,男性发病多于女性。起病隐匿,症状进展常在 8 周(或 2 个月)以上。但仍有约 18% 的患者呈急性或亚急性起病,症状进展较快,在 4～8 周内即达高峰,且对糖皮质激素反应较为敏感。发病年龄小的患者,多见缓解复发型,预后较好;发病年龄大的患者,多见慢性进展型,预后较差。

3.慢性炎性脱髓鞘性多发性神经根神经病有哪些分类?

按照周围神经病变的分布特点(近端、远端)和受累纤维种类(运动神经、感觉神经),研究者将 CIDP 分为两个大类,即经典型和变异型。

经典型临床最为常见,指对称性上下肢近端和远端均有无力的周围神经病,至少有 2 个肢体感觉神经受累。

变异型则包括 5 种:

(1)远端型:下肢远端为主的感觉运动障碍。

(2)多灶型:感觉异常和无力以多灶的模式不对称分布,通常以上肢为主,有 1 个以上肢体受累。

(3)局灶型:感觉和运动障碍局限于一个肢体。

(4)运动型:只有运动障碍而无感觉异常。

(5)感觉型:仅有感觉障碍而无运动受累。

4.慢性炎性脱髓鞘性多发性神经根神经病有哪些临床表现?

(1)经典型临床表现

1)肌无力:是最常见的临床表现,可累及四肢的近端和远端,典型的无力表现为对称性的近端和远端肢体无力,一般由双下肢起病,自远端向近端发展。近端无力表现为上肢抬举无力、上下楼梯和蹲起困难;远端无力表现为双手持物和书写困难、精细动作困难、足下垂。肢体无力程度轻重不等,轻者仍可独立行走,重者需要轮椅支持。呼吸肌受累较少见,只有极少数患者出现呼吸衰竭,需要呼吸机支持。

2)脑神经异常:受累较少,偶有面瘫、眼肌麻痹、构音障碍、吞咽困难等,可出现视乳头水肿。

3)感觉障碍:相对肢体无力而言比较轻,主要表现为四肢麻木,罕见疼痛,体检时可有手套袜子样感觉减退,肢体的本体觉和振动觉减退,严重时出现感觉性共济失调、步态异常。

4)腱反射异常和肢体震颤:腱反射减弱或消失,肢体震颤症状也常有发生。

5)自主神经功能障碍:如体位性低血压、括约肌功能障碍及心律失常等。

(2)变异型临床表现

1)远端型:肢体的无力和(或)感觉障碍相对局限在肢体远端,对免疫治疗敏感。

2）多灶型：主要表现为不对称的感觉运动周围神经病，上肢常早于下肢受累，相对进展缓慢，可伴面瘫等脑神经症状。

3）局灶型：感觉和运动障碍局限于一个肢体。

4）运动型：仅表现为肢体无力而无感觉症状，激素治疗可能加重症状。

5）感觉型：仅表现为感觉症状，如麻木、疼痛、感觉性共济失调等。

5.慢性炎性脱髓鞘性多发性神经根神经病确诊后如何治疗，治疗效果怎么样？

慢性炎性脱髓鞘性多发性神经根神经病治疗的基本目的包括缓解疾病进展、改善功能以及长时间保持症状的缓解，早期康复治疗非常重要。

（1）进行免疫治疗可使多数患者病情缓解或得到控制。一线治疗包括糖皮质激素和静脉输注免疫球蛋白，血浆置换也是一线治疗方案之一，前二者是更为优先的选择。免疫抑制剂为二线用药，多用于一线药物疗效不完全或无效时，包括硫唑嘌呤、环磷酰胺、环孢素、吗替麦考酚酯等，是重要的辅助治疗方法。

（2）对症及营养神经治疗：维生素 B_1、维生素 B_{12}（甲钴胺等）是较常应用的神经营养药物。

（3）除药物外，功能锻炼及康复功能训练、足部支具、健康积极的生活态度和生活方式都有益于 CIDP 患者功能的恢复。

6.慢性炎性脱髓鞘性多发性神经根神经病的长期预后如何？

儿童慢性炎性脱髓鞘性多发性神经根神经病的长期预后良好，缓解复发型患者比慢性进展型患者预后要好，大约 50％的患者对糖皮质激素反应良好，并在停药后维持持续缓解。有 20％～30％的患者在添加其他治疗后达到临床缓解，只有个别患者对多种治疗均无效，残留神经系统症状。

（孔敏）

周围性面瘫(面神经炎)

1.什么是周围性面瘫?

周围性面瘫又称"面神经炎",俗称"歪嘴巴""吊线风",是由第七对颅神经功能障碍导致的急性面部瘫痪,以面部表情肌群运动功能障碍为主要特征。目前,其发病原因尚无明确定论,可能与潜伏的1型单纯疱疹病毒感染有关。该病每年的发病率为(15～30)/10万,男女发病率相同。它是一种常见病、多发病,不受年龄限制。

2.周围性面瘫都有哪些症状?

面神经炎的一般症状是口眼歪斜,患者往往连最基本的抬眉、闭眼、鼓嘴等动作都无法完成,多表现为病侧面部表情肌瘫痪、前额皱纹消失、眼裂扩大、鼻唇沟平坦、口角下垂。患者在微笑或做露齿动作时,口角下坠及面部歪斜更为明显。病侧不能做皱额、蹙眉、闭目、鼓气和噘嘴等动作。鼓腮和吹口哨时,因患侧口唇不能闭合而漏气。进食时,食物残渣常滞留于病侧的齿颊间隙内,并常有口水自该侧流下。由于泪点随下睑外翻,使泪液不能按正常引流而外溢。面神经炎引起的面瘫绝大多数为一侧性,多数患者往往于清晨洗脸、漱口时突然发现一侧面颊动作不灵、嘴巴歪斜。部分患者可有舌前2/3味觉障碍、听觉过敏等。

3.怎样判断周围性面瘫的健侧和患侧?

要判断哪边是患侧,哪边是健侧,最主要是看哪一侧的面部肌肉无力,出现眼睛流泪、额纹消失、无法闭眼、微笑时牙齿无法露出、口角漏水,同时口角歪向对侧的一侧就是患侧,而另一侧就是健侧。如果是面神经炎导致的面瘫,在早期时也会伴有患侧耳后疼痛。

4.得了周围性面瘫,怎么判定严重程度呢?

可参考面瘫程度的 House-Brackmann(H-B)分级法:

Ⅰ级:两侧对称,各区面肌功能正常。

Ⅱ级:轻度面肌功能不良,静态对称。稍用力能闭目,用力时可动口角,可略不对称;刚能觉察联动,无挛缩及半面痉挛。

Ⅲ级：中度面肌功能不良，肌张力差别明显但无畸形；可有抬眉不能，用力时眼睑能完全闭合，用力时可动口角，但不对称；有明显联动、挛缩及半面痉挛。

Ⅳ级：中重度面肌功能不良，肌张力明显减弱和（或）畸形不对称；不能抬眉，用力时眼睑不能完全闭拢，口部运动不对称，有严重的联动或痉挛。

Ⅴ级：重度面肌功能不良，静态不对称，额无运动，闭目不全，用力时睑、口角略能动；常无联动、挛缩及半面痉挛。

Ⅵ级：面全瘫，无张力，不对称，无联动、挛缩及痉挛。

5.如何及早识别面瘫，面瘫的前期症状是什么？

面瘫的前期症状除了面部肌肉活动不自然以外，还有一些患者会觉得眼睛有发涩、磨的感觉，有时也有疼痛的感觉。大约有30％的患者会有患侧舌头味觉异常，有麻木感、金属感。

大约有40％的患者会觉得耳朵里面有非常吵的声音，像小孩哭泣，也像汽车喇叭声，非常刺耳。40％以上的患者会出现患侧耳朵后面疼痛，对于这种疼痛，一定要加以重视，这种疼痛往往是预后差的表现。

大约有15％的患者在面瘫发生之前会出现眼皮跳动、额头跳动的现象，还有大约15％的患者会有类似于落枕的感觉，耳朵后面、脖子后面枕部有种说不出来的难受和麻木，有的人有过电的感觉。同时，在面瘫前期，患者会有情绪低落、烦躁、不愉快的表现。

6.有些周围性面瘫患者的症状不一，是怎么回事呢？

周围性面瘫的症状不一与面部神经分布有关。支配面部的感觉神经来自三叉神经，支配面肌活动的是面神经。

（1）三叉神经：其发出眼神经、上颌神经和下颌神经三大分支，其感觉支除分布于面深部外，终末支穿面颅各孔，分布于相应区域的皮肤。以下为三个较大的三叉神经分支。

1）眶上神经：为眼神经的分支，由眶上切迹或孔穿出至皮下，分布于额部皮肤。

2）眶下神经：为上颌神经的分支，分布于下睑、鼻背外侧及上唇的皮肤。

3）颏神经：为下颌神经的分支，分布于下唇及颏区的皮肤。

（2）面神经：呈扇形，分为五组分支，支配面肌。

1）颞支：离腮腺上缘，斜越颧弓，支配额肌和眼轮匝肌上部。

2）颧支：由腮腺前端穿出，支配眼轮匝肌下部及上唇诸肌。

3）颊支：出腮腺前缘，支配颊肌和口裂周围诸肌。

4）下颌缘支：从腮腺下端穿出后，支配下唇诸肌及颏肌。

5）颈支：由腮腺下端穿出，在下颌角附近至颈部，行于颈阔肌深面，支配该肌。

正是因为面部的神经丰富，所支配的区域才会出现丰富的表情。因此，不同的神经出现问题，都会在脸上表现出来，如疼、麻、胀，甚至面部肌肉僵硬、舌头僵硬、牙痛等。

7.有哪些因素可以导致面瘫?

临床上，根据损害发生部位，面神经炎可分为中枢性面神经炎和周围性面神经炎两种。中枢性面神经炎病变位于面神经核以上至大脑皮层之间的皮质延髓束，通常由脑血管病、颅内肿瘤、炎症等引起。周围性面神经炎病损发生于面神经核和面神经，通常由感染性病变、中耳炎、自身免疫反应、创伤、中毒、代谢障碍等引起。

8.已经得了周围性面瘫,还需要做检查吗?

是的，以下检查项目如有异常，则有鉴别诊断意义。

（1）血常规、血电解质，一般无特异性改变，起病时血象可稍偏高。

（2）血糖、免疫项目、脑脊液检查，如异常则有鉴别诊断意义。

（3）脑电图、肌电图、面神经电生理检测。

（4）颅脑 CT 及 MRI 等检查。

（5）胸透、心电图等检查。

9.得了周围性面瘫该如何治疗?

（1）急性期：尽早治疗，以改善局部循环，消除炎症、水肿为主：①激素治疗；②改善微循环、减轻水肿；③神经营养代谢药；④理疗；⑤防止暴露性角膜炎、结膜炎，可戴眼罩、点眼药水等。

（2）恢复期：以促进神经功能恢复为主：①中药治疗；②使用针灸治疗。

10.哪些周围性面瘫患者可以做手术?

对茎乳孔处疼痛明显者，可行茎乳孔或面神经管减压术，以减轻神经的受压。对神经功能恢复差,肌电图检查呈完全失神经性改变者,可考虑面神经粘连分离术或吻合术,可取得一定疗效。有必要采用手术治疗缓解自发出现或神经损伤部分修复后的面肌抽搐。在确定痉挛部位时,可注射酒精或部分切除神经干或神经的某一分支。

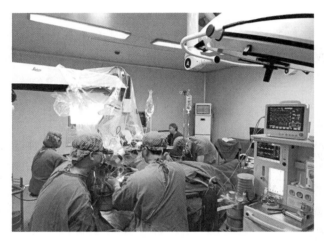

手术优势:①创伤小;②恢复快;③效果明显;④疤痕隐蔽,不影响美观。

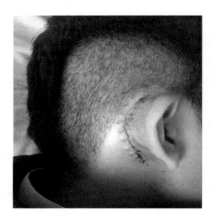

11.除了药物治疗、物理治疗、手术治疗之外,患者自身可以做哪些康复训练呢?

急性期患者可对镜进行自我表情动作训练,如皱眉、闭眼、耸鼻、吹口哨、示齿、努嘴、鼓腮等运动,具体训练动作如下:

(1)抬眉训练:抬眉动作的完成主要依靠枕额肌额腹的运动。上提健侧与患侧的眉目，有助于抬眉运动功能的恢复。用力抬眉，呈惊恐状。每次抬眉10～20下，每日 2～3 次。

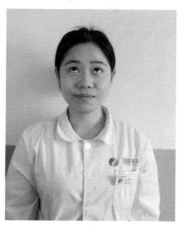

（2）闭眼训练：闭眼的功能主要依靠眼轮匝肌的收缩完成。训练闭眼时，开始时先轻轻闭眼，两眼同时闭合 10～20 次，如不能完全闭合眼睑，露白时可用食指的指腹沿眶下缘轻轻按摩，然后再用力闭眼 10 次，有助于眼睑闭合功能恢复。

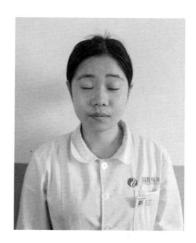

（3）耸鼻训练：耸鼻运动主要靠提上唇肌及压鼻肌的运动收缩来完成。耸鼻训练可促进压鼻肌、提上唇肌的运动功能恢复。

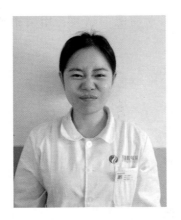

（4）示齿训练：示齿动作主要通过提口角肌及笑肌的收缩来完成。口角向两侧同时运动，避免只向一侧用力，形成一种习惯性的口角偏斜运动。

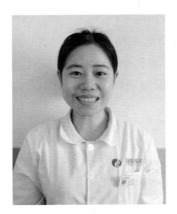

（5）努嘴训练：努嘴主要靠口轮匝肌收缩来完成。进行努嘴训练时，应收缩口唇并向前嘟嘴，嘟嘴时要用力。

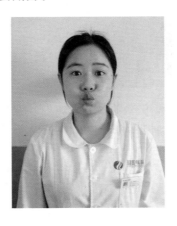

（6）鼓腮训练：鼓腮训练有助于口轮匝肌及颊肌运动功能的恢复。鼓腮漏气时，用手上下捏住患侧口轮匝肌进行鼓腮训练。患者能够进行努嘴和鼓腮运动，说明口轮匝肌及颊肌的运动功能恢复正常，刷牙漏水、流口水及食物滞留症状会随之消失。

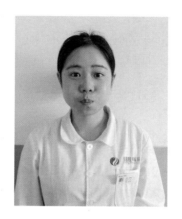

锻炼前用温湿毛巾热敷面部，每日 2～3 次，每次 15～20 分钟，并于早晚自行训练面部肌肉，如做面瘫康复锻炼操，更有利于疾病的恢复。

12.除了临床治疗之外，患者在生活起居上还需要注意什么呢？

（1）面瘫患者在急性期应当适当休息，注意面部的持续保暖。外出时可戴口罩，睡眠时勿靠近窗边，以免再受风寒。注意不能用冷水洗脸，避免直吹冷风，注意天气变化，及时添加衣物，防止感冒。

（2）饮食应营养丰富，选择易消化的食物，禁烟戒酒，忌食刺激性食物，如白酒、大蒜、海鲜、浓茶、麻辣火锅等。

（3）由于眼睑闭合不全或不能闭合，瞬目动作及角膜反射消失，角膜长期外露，易导致眼内感染，损害角膜，因此应减少用眼动作。在睡觉或外出时应佩戴眼罩或有色眼镜，并用抗生素滴眼，眼膏涂眼，以保护角膜及预防眼部感染。

（4）进食后要及时漱口，清除患侧颊齿间的食物残渣。

（5）吹空调不要贪凉。夏天切勿在大汗淋漓时立马吹空调，待体温冷却到正常时，避免寒邪入侵，室内温度最好控制在 26～28 ℃，不要过分贪凉，久开空调的室内应注意开窗通风，增加湿度。

（6）洗完澡后不要吹电风扇和空调。夏季天气太热，每天洗澡是不可避免的，但是洗完澡一定会感觉到热，这个时候不要坐在风口让风对着身体吹，也不要用冷风吹头发,这些方法是非常不可取的。

(7)运动出汗后不要吹电风扇和空调。运动后吹电风扇的错误原理与洗完热水澡立马吹电风扇一样。运动后,血液循环加速、毛孔舒张,此时吹风扇很容易遭受风寒、导致风湿疼痛。此外,出汗后立即吹冷风,身体还会因冷热交替过激,发生面瘫。

(8)保持心情愉悦,适当运动,加强身体锻炼,常听轻快音乐,心情平和愉快,保证充足睡眠都可以预防面瘫。

13.经过系统治疗后,为什么有的面瘫患者疗效不错,有的面瘫患者恢复不佳呢?

面瘫患者的预后与病情的严重程度,治疗是否及时、恰当,以及患者的年龄等因素有关。一般来说,该病的自然病程预后良好,约70%的患者即使不接受治疗,6个月内也可以完全恢复,30%的患者不能完全恢复,即使接受及时正规的治疗,也有超过10%的患者面部功能不能恢复正常,其中5%的患者遭受严重的后遗症,如面肌痉挛、瘫痪肌挛缩(倒错)、联带运动等。

由于每位患者的个体情况不同,面瘫的预后又受诸多因素影响。因此,对于每位患者,都有必要进行评估并采取及时有效的治疗,对于新发病患者,应早期使用激素及根据患者症状联合使用抗病毒药物治疗,在恢复阶段可根据个体情况配合使用针灸、高压氧、物理治疗等手段,以促使患者尽可能得到最大功能恢复,同时又可避免轻度可自愈患者的过度治疗。

14.日常中该如何预防面瘫的发生呢?

预防疾病要从病因着手。面瘫主要是因为病毒感染和外感风寒侵袭神经,从这两方面来预防,提高免疫力和保暖御寒就是关键。

从中医的角度来说,提高免疫力就是扶正气,保暖御寒就是避邪气,综合起来就要做到以下几点:

(1)要适当进行锻炼:秋冬时节讲究的是"秋收冬藏""早卧晚起,必待日光"。因此,冬天不应起得过早,最好在日出后再出门锻炼,锻炼之前做好充分的准备活动,谨防冷空气刺激血管收缩,导致中风或眩晕。运动过程中,宜采取鼻吸口呼的呼吸方式;同时可根据自身情况选择适合自己的运动方式,如打太极拳、跳舞、体操、散步等,长期坚持下去,对风寒的抗御性和抗感性会增强,机体的免疫力也会得到提高。

（2）应注意休息：秋冬时节，阳气潜藏，阴气渐盛，草木凋零，蛰虫伏藏，万物活动趋向休止，以冬眠状态，养精蓄锐，为春天的生机勃发做准备。

应该保证充足的睡眠，多注意休息，少看电脑、电视，避免过度的劳累和各种精神刺激，均有利于疾病的预防。

（3）注意保暖御寒：要根据天气变化和体质情况，注意适时增减衣物，不要一味地讲究多穿。

注意空调的通风口，不要对着身体直吹。在户外、乘车、饮酒、洗浴后也要注意避免寒风直吹头部，特别是关节炎患者、年老体弱者、高血压等慢性疾病患者，更应多加注意。

（4）合理的饮食：少吃或不吃不易消化、油腻滞胃的食品。少食生冷，有的放矢地食用一些滋阴潜阳、热量较高的膳食，同时多吃新鲜蔬菜以避免维生素缺乏，如牛羊肉、乌鸡、鲫鱼，多饮豆浆、牛奶，多吃萝卜、青菜、豆腐、木耳等。

除此之外，还要多吃粗粮、米面等食物，以增加抗病能力，保证体内有足够的能量供给。

（刘锋）

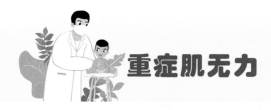

重症肌无力

1.什么是重症肌无力?

重症肌无力是一种有横纹肌神经肌肉接头点处传导障碍的自身免疫性疾病,主要由神经肌肉接头突触后膜上乙酰胆碱受体受损引起。

2.重症肌无力有哪些临床特点?

重症肌无力以肌肉易疲劳,晨轻暮重、休息和使用胆碱酯酶抑制剂治疗后减轻为特点,常累及眼外肌、咀嚼肌、吞咽肌和呼吸肌,严重者可发生球麻痹。

该病青少年和儿童多见,患者轻则眼睑下垂、复视或斜视、眼球转动不灵,重则四肢无力、全身倦怠、颈软头倾、吞咽困难、饮水反呛、咀嚼无力、呼吸气短、语言障碍,生活不能自理,甚至因呼吸困难发生危象。

3.重症肌无力都有哪些常见症状?

(1)眼睑下垂:又称"耷拉眼皮"。对 3100 例重症肌无力的分析发现,以眼睑下垂为首发症状者高达 73%。眼睑下垂可见于任何年龄,尤以儿童多见。早期多为一侧,晚期多为两侧,还有不少患者,在一侧的眼皮瞪上去时,另一侧的眼皮又耷拉下来,即出现左右交替睑下垂现象。

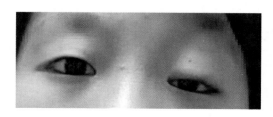

(2)复视:即视物重影。用两只眼一起看,会将一个东西看成两个;若遮住一只眼,则看到一个。幼儿不会描述复视,常常代偿性地歪头、斜颈,以使复视消失而看得清楚,严重者还可表现为斜视。

（3）全身无力:外表正常,也没有肌肉萎缩,如同没病一样;但患者常感到严重的全身无力,肩不能抬,手不能提,蹲下去站不起来,甚至连洗脸和梳头都要靠别人帮忙。患者的肌无力症状在休息后会明显好转,而干一点儿活后又会显著加重。这种患者大多同时伴有眼睑下垂、复视等症状。

（4）咀嚼无力:牙齿好好的,但咬东西没劲,连咬馒头也感到费力。头几口还可以,可越咬越咬不动。吃煎饼、啃烤肉就更难了。

（5）吞咽困难:没有消化道疾病,胃口也挺好,但想吃好饭好菜却咽不下,甚至连水也咽不进。喝水时不是呛入气管引起咳嗽,就是从鼻孔流出来。有的患者由于严重吞咽困难而必须依靠鼻饲管进食。

（6）面肌无力:由于整个面部的表情肌无力,患者睡眠时常常闭不上眼。平时表情淡漠,笑起来很不自然,就像哭一样,又称哭笑面容。这种面容使人看起来很难受,患者也很痛苦。

（7）咽喉肌无力:说话有鼻音,声音嘶哑,就像患了伤风感冒似的。有的患者在开会发言或读报时,头几分钟声音还正常,时间稍长,声音就变得嘶哑、低沉,直至最后完全发不出声音。患者打电话时,一开始还正常,时间一长别人就听不清他说的话。这是由于咽喉肌的无力所致。

（8）呼吸困难:这是重症肌无力最严重的一个症状,在短时间内可以让患者致死,这是由于呼吸肌严重无力所致。患者感到喘气很困难,夜里不能躺平睡,只能坐着喘。有痰咳不出,既不像心脏病,也不像哮喘病,更不像肺部肿瘤。有这种呼吸困难的患者大多同时伴有吞咽困难、四肢无力或眼睑下垂等。

（9）颈肌无力:严重的颈肌无力表现比较突出,患者坐位时有垂头现象,用手撮着下巴才能把头挺起来,若让患者仰卧（不枕枕头）,则不能屈颈抬头。

4.儿童得了重症肌无力,如何治疗呢?

重症肌无力为慢性疾病过程,病程中可有症状的缓解和复发。多数患儿经数月或数年可望自然缓解,但有的持续到成年,因此,对有症状者应长期服药治疗,以免肌肉失用性萎缩和肌无力症状进一步加重。

（1）应用胆碱酯酶抑制剂。

（2）免疫治疗

1）激素疗法:长期规则应用可明显降低复发率。首选药物为泼尼松,症状完全缓解后再维持4～8周,然后逐渐减量,以达到能够控制症状的最小剂量,总疗程为 2 年。要注意部分患者在糖皮质激素治疗头 1～2 周可能有一过性肌无力加重，故最初使用时最好能短期住院观察，同时要注意皮质激素长期使用的不良反应，如高血压、低血钾、骨质疏松、股骨头坏死等并发症。另外，还有大剂量甲基泼尼松龙冲击疗法，其优点是起效时间和达最佳疗效时间比泼尼松长期维持疗法短，适用于肌无力危象，胸腺摘除术前准备。应有气管切开和辅助呼吸的准备。

2）胸腺摘除术：对于药物难控制病例，可考虑胸腺摘除术。

3）大剂量静脉注射丙种球蛋白和血浆交换疗法：对部分患者有效，但两者价格均昂贵，且一次治疗维持时间短暂，需重复用药以巩固疗效，主要适用于难治性 MG 或 MG 危象的抢救。循环中抗 ACh-R 抗体滴度增高者可能有更佳疗效。

4）其他免疫抑制疗法：环磷酰胺片剂、嘌呤拮抗剂、环孢霉素 A 等。

5.重症肌无力患儿有哪些禁用药物？

（1）肌肉松弛剂如筒箭毒类为绝对禁忌。

（2）应慎用吗啡、乙醚、巴比妥类、安定剂（氯丙嗪）等对神经肌肉传递有阻滞作用的药物及其他麻醉止痛剂。

（3）应禁用抗心律不齐药，如奎宁、奎尼丁、普鲁卡因酰胺、普萘洛尔、利多卡因等。

（4）应禁用大剂量苯妥英钠。

（5）禁用氨基糖苷类、四环素类、黏菌素、多黏菌素、紫霉素、巴龙霉素和洁霉素。

6.中医可以治疗重症肌无力吗？

重症肌无力属于"痿证"范畴，根据中医理论，在治疗上加用中医中药，可以减少免疫抑制剂带来的不良反应，中医可以为重症肌无力的治疗保驾护航。

7.重症肌无力预后如何？

重症肌无力患者预后较好，小部分患者经治疗后症状可完全缓解，大部分患者可用药物改善症状，绝大多数疗效良好的患者能进行正常的学习、工作及生活。

（李慧）

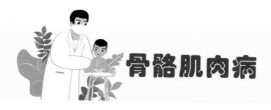

假肥大型肌营养不良

1.什么是骨骼肌?

骨骼肌是指控制骨骼运动的肌肉,分布于躯干和四肢。骨骼肌主要由肌肉组成,按重量计算,骨骼肌约占人体体重的40%,是人体中主要的运动器官,因此,骨骼肌也是人体最大的需能器官。骨骼肌受神经和体液的调节。肌纤维发育成熟障碍可表现为各种先天性肌病,当成熟肌纤维的完整性受到破坏时,可表现为各种肌营养不良;当糖原、脂肪利用发生障碍时,可表现为各种代谢性肌病;当神经支配肌肉的部位出现问题时,可引起神经肌肉接头病;当肌肉本身的离子通道功能发生障碍时,可表现为肌离子通道病。

2.骨骼肌疾病的病因有哪些?

获得性病因多见于感染,如儿童良性肌炎、肉毒杆菌中毒;免疫介导,如重症肌无力、皮肌炎和免疫介导坏死性肌病;内分泌肌病,如甲状腺功能障碍相关肌病、皮质类固醇肌病等。遗传性病因包括肌营养不良、代谢性肌病、先天性肌病、遗传性神经肌肉接头病和肌离子通道病。儿童期起病者多为遗传因素所致。

3.转氨酶升高需警惕骨骼肌疾病吗?

转氨酶是反映肝细胞损伤最灵敏的指标,在肝功能检查中也最为常用。但转氨酶升高不一定就是肝脏疾病。谷草转氨酶、谷丙转氨酶除分布在肝脏外,还分布在心脏、骨骼肌和肾脏等组织中。在骨骼肌肉病中,肌原纤维断裂、坏死可使血清中多种酶活性增高,转氨酶也会升高。

转氨酶升高是肌肉疾病的发病警报,在没有任何肝功能异常症状的情况下,家长应带孩子至小儿神经门诊就诊,避免延误诊治。尽早确诊可避免反复求医带来的经济损失,而且可以通过遗传咨询和产前诊断避免再有患病宝宝出生。

4.小儿肌肉病能不能治好?

大部分小儿若患感染性肌病、内分泌肌病、周期性瘫痪、多发性肌炎、皮肌炎等,如果能及早诊断,进行正确的治疗,则预后较好。但目前仍有部分肌肉疾病,如先天性肌病、肌营养不良等还没有特效治疗方法。近年来,小儿肌肉疾病的临床治疗方面的研究有了很大的进步,基因治疗和造血干细胞移植等已开展临床试验,给肌肉病患儿的治疗带来了极大的希望。该病的治疗需要多学科管理、标准化照护。

5.孩子不爱动是懒吗?

有些孩子在胎儿时期胎动少,生后进食困难,不蹬被子,运动发育落后,与同龄儿相比易跌倒,运动耐力差,走路姿势异常,或伴有腰椎前凸或脊柱侧弯腹部隆起,肌肉假性肥大、萎缩,亦或面部肌肉无力,睡眠时眼睑不能完全闭合,不能吹哨、鼓腮,表情少等,这不是因为孩子懒,很可能是骨骼肌疾病的表现。

6.如果怀疑肌肉病,需要做哪些检查?

对于儿童骨骼肌疾病的诊断,病史和体检是最重要的环节,随后进行一些检查,然后才是特殊代谢、酶学检查,电生理、影像学检查等,肌活检病理检查和基因检测需要结合患儿的情况具体考虑。

7.先天性肌病的特点是什么?

先天性肌病多为婴幼儿期或儿童早期起病,广泛对称性肢体无力,相对静止或缓慢进展。肌酸激酶多数正常或轻度升高,肌电图正常或提示肌源性损害;肌肉活检病理可见特异性的肌纤维结构改变,通常不伴坏死、再生和炎症细胞浸润;基因检测可以辅助诊断,但基因变异的致病性需谨慎解读。目前尚无特效治疗方法,以支持对症治疗为主,为避免疾病在家庭中再发,需行遗传咨询和产前诊断。

8.内分泌肌病的特点是什么?

内分泌激素通过影响肌细胞的蛋白合成及能量代谢途径,可导致肌肉病的发生。内分泌肌病多见于肾上腺皮质功能亢进、甲状腺功能减退或亢进以及肢端肥大症,合并肾上腺功能不全以及甲状腺功能亢进的患者还可因跨膜离子失衡而出现周期性瘫痪,在炎性肌病治疗过程中给予糖皮质激素也可导致内分泌肌病的发生。当出现肢体无力时,需要了解其内分泌疾病或激素类药物应用史。

9.代谢性肌病的特点是什么?

运动不耐受和肌肉易疲劳现象是代谢性肌病的共同特征,在劳累、感染、低血糖或剧烈运动时症状加重,常合并多个高能量需求脏器如心脏、肝脏和脑等受累。肌酶多数轻中度升高,感染或其他因素诱发急性横纹肌溶解时可以出现一过性显著升高。有时伴随生化异常如低血糖、代谢性酸中毒、高乳酸和丙酮酸等。基因突变分析可以最终明确诊断,指导治疗,对遗传咨询与产前诊断也有指导作用。

10.周期性无力是怎么回事?

周期性无力可能是患有周期性瘫痪。该病以发作性肢体无力不伴有感觉障碍为临床特点,需排除其他原因导致的急性弛缓性瘫痪,如急性脊髓炎、重症肌无力危象等。发作期行血清钾、心电图检查,可区分低钾性和高钾性周期性瘫痪;行甲状腺功能、血糖、血钠等检查,可以排除继发性低钾性周期性瘫痪。

11.什么是假肥大型肌营养不良?

进行性肌营养不良是由正常肌肉功能所需的若干基因发生缺陷所致的一组遗传性进行性肌病,该病主要症状是缓慢进行性肌肉无力和萎缩。其中,假肥大型肌营养不良最为常见,包括迪谢内肌营养不良(DMD)和贝克肌营养不良(BMD)等,由抗肌萎缩蛋白基因突变引起,因此也称为"抗肌萎缩蛋白病"。

12.DMD 有什么临床表现?

DMD 的临床症状较 BMD 更严重,发生在男性患儿中,肌无力的临床症状通常在 2~3 岁时才被发现。在患儿 2~3 岁时,患儿家长发现患儿奔跑缓慢且笨拙,不能跳起;肌无力选择性地累及肢体肌肉,肢体近端无力早于远端,下肢早于上肢;逐渐发现孩子与同龄孩子不同,出现跑、跳和上台阶困难。当患病男孩从地面站起时,可能还会先用手把自己支撑到直立位,这个动作被称为高尔

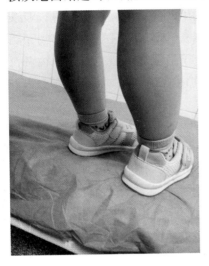

征,即由于腹肌和髂腰肌无力,患儿自仰卧位起立时必须先翻身转为俯卧位,依次屈膝关节和髋关节,并用手支撑躯干成俯跪位,然后以两手及双腿共同支撑躯干,再用手按压膝部以辅助股四头肌的肌力,身体呈深鞠躬位,最后双手攀附下肢缓慢站立,因十分用力而出现面部发红。通常还能观察到反常的蹒跚步态、腰椎前凸和小腿肚增大,耐力下降、频繁跌倒、笨拙、粗大运动发育延迟。体格检查显示腓肠肌和(偶尔)股四头肌假性肥大,腰椎前凸、蹒跚步态、跟腱短缩、肌张力过低及反射减退或消失。患者常

在 12~13 岁前坐上轮椅。

13.BMD 有什么临床表现?

与 DMD 相比,BMD 型肌营养不良患者症状发作的年龄通常更晚,虽然变动范围较大(5~60 岁),但临床受累程度较轻。患者通常能至少保持行走能力到 16 岁,一般都能到成年后很长时间。一些患者甚至能维持行走能力到老年。与 DMD 相比,BMD 和中间型肌营养不良患者的认识损害、行为障碍和关节挛缩也较不常见,或没那么严重。在 BMD 患者中,血清肌酸激酶浓度通常高达正常上限 5 倍或更多。

14.何种情况应高度怀疑 DMD 和 BMD?

(1)有 DMD 阳性家族史的幼儿存在显示运动发育里程碑延迟的任何证据。

(2)无 DMD 家族史,到 16~18 月龄时不能行走,或有高尔征、脚趾行走或腓肠肌肥大。

(3)转氨酶(如 AST 和 ALT)不明原因升高。

(4)可能与 DMD 相关的其他症状和体征包括:头部控制不佳,3 岁前不会跑,学龄期儿童在跳跃、爬楼梯或从地板上站立时有困难,经常绊倒或跌倒,步

态异常。

15.为什么要做基因检测?

目前,确诊进行性肌营养不良主要依靠基因检测,过去主要依赖肌肉活检来确诊,对儿童而言,肌肉活检有一定风险,因需局麻或全麻。在临床,血清 CK 水平升高且临床表现提示抗肌萎缩蛋白病的患者,需进行分子基因检测。如果识别出 DMD 的致病突变,则可确立诊断。考虑到缺失和重复的频率很高,首先进行"大"缺失/重复基因检测,若结果为阴性,则继续进行新一代外显子或基因组序列分析,不仅包括"小"突变检测,还包括微缺失/重复分析。

16.如何治疗 DMD 与 BMD?

(1)糖皮质激素:可以改善 DMD 患者的运动功能和肺功能、降低脊柱侧凸风险、延迟行走能力丧失,甚或延迟心肌病进展和提高生存率,因此是 DMD 的主要治疗药物。

(2)多学科治疗:除了肌无力,与 DMD 和 BMD 相关的常见问题还包括心脏、肺、骨科、营养、生长和体重异常,疼痛也是一个常见症状,智力、行为和神经精神问题可能会对发育、学习能力及社交能力造成不良影响。应根据 DMD 和 BMD 患者的个体需求及疾病阶段,给予理疗、技能训练及言语和语言训练。

(3)其他:艾地苯醌、辅酶 Q10、维生素 E 等可以应用。

(4)基因治疗:基因替代方法及无义突变目前正在进行临床试验。

(郭家敏　高玉兴)

幼年皮肌炎和多发性肌炎

1.什么是幼年皮肌炎和多发性肌炎?

幼年皮肌炎和多发性肌炎是一种以广泛性肌肉损伤为主的自身免疫性疾病,本质是系统性小血管炎性病变,主要累及肌肉、皮肤、消化道等器官,以亚急性和慢性发病为主。任何年龄均可发病,多发生于 5～14 岁,男女患者之比约为 1 : 2。对称性肢体无力伴或不伴皮疹是最常见的症状,还可伴有其他系统损害。有皮损者为皮肌炎,无皮损者为多发性肌炎。

2.幼年皮肌炎和多发性肌炎的病因是什么?

目前,研究者认为幼年皮肌炎和多发性肌炎是由遗传易感的个体在环境因素诱发下发生自身免疫反应所导致。发病前常见呼吸道或消化道感染等诱因。编码具有去泛素化酶作用的 A2/TNFAIP3 蛋白的 *TNFAIP3* 基因和编码干扰素调节因子 5 的 *IRF5* 基因的多态性被认为是皮肌炎的易感基因。细胞免疫、体液免疫及天然免疫均参加了儿童皮肌炎的发生。

3.皮肌炎的临床表现是什么?

(1)肢体无力:可突然发生,并持续进展数周或数月以上,为对称性四肢无力,以肢体近端为主,下肢重于上肢,早期伴有肌肉酸痛、肌肉肿胀、压痛等,晚期可出现肌萎缩。随病情进展,部分患者可出现吞咽困难、饮水呛咳、声音低弱等。

(2)皮肤损害:皮疹与肌无力可以在不同时间出现。皮疹多为微暗的红斑,稍高出皮面,表面光滑或有鳞屑,常可完全消退。常见表现:①向阳性紫红斑,一侧或双侧眶周水肿伴暗紫色红色皮疹,可伴面色潮红、水肿。②Gottron 丘疹:即指指关节、掌指关节伸侧的扁平紫红色丘疹,多对称分布,表面附着糠状鳞屑。③暴露部位皮疹,面、颈、上胸躯干部的红斑,暴露于阳光下加重,可伴瘙痒;④技工手,双手外侧掌面皮肤出现角化、裂纹,皮肤粗糙,与技术工人的手相似。

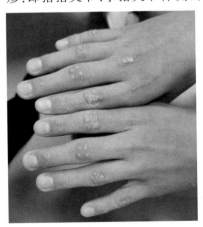

Gottron 丘疹

(3)系统性损害:少数患者可伴其他脏器受累,包括心肌炎、脉管炎、雷诺现象、胃肠炎等。累及食管上部及咽部肌肉可导致胃反流性食管炎,血管损伤严重的患者甚至出现胃黏膜出血、穿孔、坏死;部分患者可出现肺间质改变;1/3 患者的病程中有心肌受累。

4.如何改善皮肌炎患者的皮肤症状?

皮肌炎的皮肤症状并不总是对系统性治疗有反应,即使肌炎改善,皮肤病变和瘙痒仍可持续存在,可采取以下方式加以改善:

（1）避免日晒，出门前涂抹防晒霜。

（2）可以通过局部应用糖皮质激素或钙调素抑制剂进行治疗，如他克莫司。

（3）羟氯喹虽然不能改善肌炎，但对治疗皮肤症状有效。

（4）应用糖皮质激素、氨甲蝶呤、免疫球蛋白、霉酚酸酯进行治疗。（请在专业医师指导下用药）

5.皮肌炎患者运动需要注意什么？

皮肌炎患者是可以运动的。急性期的患者可以选择在床上的被动运动，如被动运动关节、肌肉，来维持关节活动度和肌肉的功能。如患者处于恢复期或炎症不严重的时期，可以选用一些适当的轻度活动，根据肌力的情况逐渐增加活动量，进行适当的有氧运动，如慢跑、游泳、瑜伽等。

6.皮肌炎会传染吗？

皮肌炎并不是由细菌、病毒等直接感染引起的，而是属于自身免疫性疾病的一种，为免疫系统异常造成自身的皮肤、肌肉等器官的损伤，与风湿病、红斑狼疮等同属结缔组织病，所以不存在传染性。

7.皮肌炎一定有肌无力症状吗？

部分皮肌炎没有肌无力症状，如无肌病型皮肌炎只累及皮肤，肌肉并不受累，因此可以没有肌无力的症状。

8.有肌无力的症状一定就是皮肌炎吗？

有肌无力的症状也不一定就是皮肌炎，肌无力也可以是神经系统病变、低钾血症、重症肌无力的临床表现之一。因此，需要做相应的检查来进一步明确，尤其是对于没有皮肤损害的多发性肌炎，需要进一步鉴别诊断。

9.皮肌炎一定会伴发肿瘤吗？

不一定。有一部分皮肌炎患者会伴发肿瘤，发生的顺序可以是肿瘤在先，也可以是肿瘤在后，也可以是同时发生。伴有恶性肿瘤的患者在积极治疗肿瘤后，皮肌炎的症状可好转。

10.皮肌炎需要做哪些检查?

(1)肌肉磁共振成像:可探知肌肉的受累范围,也可确定最合适的活检部位。

(2)肌电图检查:用于鉴别肌源性损害或神经源性损害。

(3)其他:病理活检、心肌酶谱测定、自身抗体等检查。

11.皮肌炎的预后如何?

皮肌炎是全身性多系统疾病,大部分病例呈慢性渐进性,数年后趋向逐步恢复;部分患者反复发作,加剧与缓解交替进行。从肌无力症状发生到开始治疗,时间间隔越长,预后越差,儿童较成人预后好,心肺受累或伴有肿瘤的患者预后较差。

12.皮肌炎患者日常需要注意什么?

(1)保持平和的心态。

(2)适度锻炼,避免劳累。

(3)预防各种感染。

(4)患者尽量避免食用辛辣、刺激性食物,多吃高蛋白、高维生素的食物。

(高玉兴　李秋波)

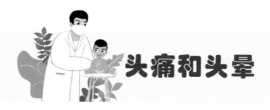

1.头痛是怎么回事?

头痛是指头颅内外各种性质的疼痛。多种疾病都可以引起头痛,如发热可以伴发头痛,精神紧张、过度疲劳也可伴发头痛。反复出现头痛,或一直头痛,往往是某些疾病的信号,应及时检查,以求明确诊断,并及时治疗。

2.头痛有哪些病因?

头痛的病因包括头颅内病变、头颅外病变、全身性疾病及神经官能症。
(1)头颅内病变:感染、血管病变、占位性病变、颅脑外伤等。
(2)头颅外病变:颅骨疾病、颈部疾病、神经痛等。
(3)全身性疾病:急性感染、心血管疾病、中毒等。
(4)神经官能症:如神经衰弱及癔症性头痛。

3.什么是原发性头痛,都有哪些类型?

原发性头痛是指不能归因于另外一种疾病或者没有继发原因的头痛,包括偏头痛、紧张性头痛、丛集性头痛等。
(1)偏头痛:多为单侧,呈搏动性;周期性发作,每次持续 4～72 小时;有的孩子头痛前可有恶心、呕吐;怕光、怕声,光、声刺激或日常活动可加重头痛。
(2)紧张性头痛:多为双侧性,压迫/紧缩性,呈钝痛。偶发性:小于 15 天/月。慢性:大于 15 天/月,每次持续 0.5～7 小时。紧张、失眠、焦虑等心理因素可加重头痛。伴有双侧枕、颈、肩部僵硬。
(3)丛集性头痛:多为单侧眶部、眶上和(或)颞部,呈剧痛。季节性发作,一天数次到隔天一次,每次持续 15 分钟至 3 小时,伴有同侧结膜充血(或)流泪、眼睑下垂水肿、瞳孔缩小、鼻塞、流涕、额面出汗等症状,发作期饮酒及使用血管扩张剂可加重头痛。

4.哪些原因可以导致继发性头痛?

(1)头和(或)颈部外伤导致的头痛:多急性起病。

(2)头和(或)颈部血管疾病导致的头痛:多急性起病,程度剧烈,如脑出血、蛛网膜下腔出血。也有慢性起病者,如慢性硬膜下血肿、动静脉畸形。

(3)脑肿瘤:多为亚急性或慢性起病,低头、愤怒、咳嗽时加重。

(4)戒断导致的头痛:戒酒、咖啡因、麦角胺、麻醉剂等引起的头痛。

(5)感染导致的头痛:多为全头痛、弥散性,少数为放射性,多伴发热,如脑膜炎。

(6)高血压。

(7)头颅、颈部、眼、耳、鼻旁窦、牙齿、口腔疾病:多持续数天,如青光眼、筛窦炎、额窦炎、中耳炎。

(8)精神疾病导致的头痛。

5.儿童会出现头痛吗?

头痛可以发生于任何年龄,有人认为,4个月的婴儿就可能发生偏头痛。但是小婴儿不会表达,怎样才能知道他们患有头痛呢? 可以根据观察他们的情绪变化来判断,如头痛的婴儿常显示过度激惹,经常哭泣,头在枕头上辗转不安,等等;稍大的儿童会用手拉耳朵、拍头、转头等。

6.儿童的头痛也有心理因素吗?

有些儿童家庭教育不当,父母过分溺爱,当遇到困难时,如不愿上学,或者怕考试,会以头痛为借口,来获得父母的同情,并逃避上学。慢慢地,儿童会形成一种心理自卫机制,每当遇到相似情况,即会出现头痛。实际上,许多不良环境都会影响儿童的心理发育,如父母经常吵架、学校老师对其有偏见等,常常使儿童心理发育不平衡,造成心理紧张,出现紧张性头痛。

7.哪些情况下的头痛常常提示严重神经疾病?

(1)突然出现,疼痛剧烈。

(2)逐渐加重,没有好转迹象。

(3)伴有精神症状、抽搐、发热或神经体征的患者。

8.儿童吃冰激凌会引起头痛吗?

盛夏吃冰激凌,能使人解除酷热和疲劳。但是,有些人在吃了冰激凌后会出现头痛。这是由于局部的肌肉和血管收缩所致,一般持续时间不超过数分钟,避免快速吞咽冰冻食物可以预防头痛发生。冬天头部无防护而较长时间暴露在低温环境下,也可以出现头痛,这种头痛程度与持续暴露在寒冷环境下的时间长短,以及温度的高低有密切关系,保暖即可防止头痛发生。

9.孩子因头痛就医时,应向医生说什么?

部分家长带孩子就诊时,由于过分紧张,不知道该说什么。头痛因人而异,不同的人对疼痛的描述也都不一样。但是,以下几点要讲清楚:

(1)疼痛的时间:疼痛是什么时候开始的,在什么时候最明显,每次持续多长时间。

(2)哪个部位疼痛最明显,有无向其他地方放射。

(3)有没有加重因素,如咳嗽时头痛加重,平卧或者是站立时头痛较重等。

(4)有没有减轻因素,如某个体位能使头痛缓解。

10.是不是头痛越严重,疾病就越严重?

头痛的严重程度与疾病的严重程度之间没有必然的联系,疾病的严重程度主要取决于引起头痛的原因。另外,头痛的严重程度还取决于个人的感受程度。有些人觉得很轻的头痛,可能是严重的疾病;而有些人感觉到剧烈的头痛,却无严重后果。如有脑肿瘤或脑出血的患者面临生命危险,却只是时有轻微头痛,仍可以照常生活;但是有些神经官能症患者,头痛剧烈,影响日常生活,却检查不出大毛病。

11.在偏头痛发作前视物不清,会引起失明吗?

有些人在偏头痛发作前,会出现视觉异常,通常表现为眼前闪光,看到曲折的线条、水波纹样的闪光,有些患者眼前会有黑点。通常这些症状持续数十分钟到 2 小时,头痛出现后这些症状就消失,所以它是不会引起永久失明的。

不过,出现视物不清的头痛患者应行进一步检查。因为视物不清也可以发生在其他一些疾病,如脑动脉瘤可以引起相似的头痛和视力改变。有时必须进行血管造影,以免漏诊延误病情。短暂性脑缺血发作也可以表现为一过性看不见东西,这是脑中风的先兆,常常提示颈部的大动脉有严重病变,应该及时到医院就诊。

12.儿童低血糖会引起头痛吗?

人在饥饿时常有乏力、疲倦、出汗、头晕眼花,甚至还有头痛的表现,这种头痛一般为钝痛或隐痛,如能及时进食,头痛就会好转。血糖低于一定值时,机体处于应激状态,交感肾上腺系统兴奋,肾上腺素大量释放入血,使颅脑血管过度收缩,诱发头痛。

13.脑膜炎为什么会引起头痛?

脑膜炎的头痛主要是由炎症刺激了具有疼痛感觉的脑膜、颅底血管以及颅神经引起。炎症刺激引起颅内压力增高,而囟门闭合后,颅腔无伸展的余地,从而使颅脑受压,引起疼痛,甚至危及生命。另外,脑膜炎会刺激脑脊液的分泌,影响脑脊液的回流,使脑脊液循环受到阻碍,从而使脑脊液在颅腔内增多,同时又排不出去,形成脑积水,加重颅内高压。

14.脑瘤是否一定有头痛?

脑瘤是指脑组织或者其周围的组织长出了新生物,占据了一定的空间,会引起颅内压力一定程度的升高,牵拉疼痛敏感组织,引起头痛。但是,不是所有的脑瘤患者都有头痛。头痛与否取决于脑瘤发生的部位和脑瘤生长的速度,肿瘤长得快,因压迫到组织,引起脑脊液循环障碍,即使肿瘤不大也可以引起明显头痛。相反,有些肿瘤生长比较缓慢,头痛也可以很轻,甚至没有任何明显症状。

15.如何缓解紧张性头痛?

(1)使用热毛巾热敷颈部,使皮下血管扩张,加速血液循环,以达止痛、舒缓肌肉痉挛、松弛神经的目的。

(2)采用呼吸放松的方法可以缓解焦虑和紧张的情绪。

(3)按揉枕下肌群,做法是用拇指按揉枕下棘突旁两指的位置,保持 10 秒,重复 10 次。

16.饮食与头痛有何关系?

有些食物确实可以诱发头痛发作。调查表明,大约有 25% 的偏头痛患者因进食某些食物而引起头痛发作。

"高度危险"的食物有:酒精类饮料;含咖啡因的饮料,如茶、咖啡、可可饮料、可乐等;腌熏的肉类如香肠、火腿等;巧克力和含味精或其他添加剂较多的食品。

"中度危险"的食物有:干果,柑橘、柠檬、李子、菠萝等个别种类的水果;咸鱼和腌制的海产品;发酵的食物,如面包;黄豆、四季豆、毛豆、洋葱、西红柿等;过熟的香蕉。

以上食物可能含有某些易诱发头痛的化学物质,而一些特殊体质的人群又对这些物质尤其敏感,因而头痛就很容易发生。

17.平时如何预防头痛呢?

注意饮食,有一些食物会诱发头痛,如果明确了哪种食物,应避食。记录头痛的发作时间、持续时长及强度,以便就医时能提供准备信息。日常生活中,还应避免摄入咖啡因、酒精,避免烟雾环境吸烟,管理压力,定期运动,规律饮食,充分休息。

18.什么叫作头晕?

头晕是一种常见的脑部功能性障碍,也是临床常见的症状之一,可由多种原因引起,最常见于发热性疾病、高血压、脑动脉硬化、颅脑外伤综合征、神经症等。此外,头晕还可见于贫血、心律失常、心力衰竭、低血压、中毒、尿毒症、哮喘等。其中,抑郁症早期也伴有头晕。头晕可单独出现,也可与头痛并发,有时患者会感到外周环境或自身旋转、移动或摇晃。偶尔头晕或因体位改变而头晕不会有太大的问题,但长时间头晕往往是疾病的先兆,应及时完善检查。

19.与头晕有关的疾病有哪些?

(1)神经系统疾病:如脑缺血、小脑病变、脑部病变、脑外伤、某种癫痫等。自主神经功能失调的患者也常常会感到头晕。

(2)脑动脉硬化:脑动脉硬化使脑血管内径变小,脑内血流减少,产生脑供血、供氧不足,引起头晕。常表现为头晕、睡眠障碍、记忆力减退这三大症状,伴耳鸣、情绪不稳、健忘、四肢发麻,还有顶枕部头痛、轻瘫、言语障碍、情绪易激动等表现,在体位转变时容易出现或加重。

(3)耳部疾病:如耳内疾病影响到平衡而引起头晕。

（4）颈椎骨退化：由于长期坐姿或睡姿不良导致颈椎增生、变形、退化,导致动脉供血受阻而使脑供血不足。常有颈部发紧、灵活度受限,偶有疼痛、头皮手指发麻,肩痛,甚至伴有恶心、心慌等症状。

（5）内科疾病：如高血压、低血压、高脂血症、血小板增多症、心血管病、贫血、感染、中毒、低血糖等。

（6）心血管疾病：疾病早期症状尚轻,可能没有胸闷、心悸、气短等明显不适,仅仅感觉头痛、头晕、四肢无力等。心脏停搏、阵发性心动过速、阵发性心房纤颤、心室纤颤等心脏病可导致急性脑缺血,可表现为头晕、晕厥等症状。

（7）贫血：如伴有乏力、面色苍白的表现,需考虑贫血的可能。消化性溃疡、消化道出血以及慢性疾病患者均可继发贫血。

（8）中毒：以链霉素、新霉素、卡那霉素、庆大霉素等药物中毒多见。除头晕外还有眩晕和耳蜗神经损害所致的感音性耳聋等症状。药物源性头晕多发生于用药一段时间以后,产生较快,很少呈发作性;慢性铅中毒多表现为神经衰弱综合征,以头晕、头痛、失眠、健忘、乏力、多梦为主要症状,还伴有体温降低、食欲减退等。

（9）低血糖：可引起头晕、心慌、虚弱感,在空腹或用力时出现,有时伴抽搐、意识丧失等。情绪紧张或过度换气时,由于二氧化碳排出量增加,可出现呼吸性碱中毒,脑细胞缺氧,引起头晕、乏力,并感到面部和手足麻凉,间或有恍惚感。

（10）血管神经性头晕：常由情绪紧张、疼痛、恐惧、出血、天气闷热、疲劳、空腹、失眠等促发,常有头晕、眩晕、恶心、上腹部不适、面色苍白、出冷汗等自主神经功能紊乱表现,多见于体弱的年轻妇女。直立性低血压指站立时出现头晕、眼花、腿软、眩晕,甚至晕倒。

20.孩子头晕发作时怎么办?

若患者处于卧床状态,应尽量减少头部旋转动作,不宜突然做剧烈的体位改变,防止头晕加重或晕厥;若患者处于站位,将患者扶坐到椅子上或倚靠支撑物,使其平静。若伴有呕吐、头痛剧烈、肢体发麻等情况,应立即拨打"120"寻求帮助。

对于存在基础疾病的患者,平日应做好病情观察,定时测量血压并做好记录。密切观察发作时间、程度、性质、伴随症状、诱发因素等。观察有无肢体发麻、言语不畅等症状。存在基础疾病的患者要定期去医院复查,遵医嘱按时服药,避免疾病诱发因素。

21.头晕与喝茶有关系吗?

喝茶后头晕可能由以下几方面原因导致:茶叶中的茶多酚会使脑部毛细血管过度扩张,从而造成一些大血管供血不足,导致头晕,甚至头痛等症状。空腹饮茶,茶叶中的咖啡碱会刺激胃黏膜收缩,引发一过性低血糖,因此,会有头晕伴随视物不清、心悸、心慌、出汗等症状。茶叶中的茶多酚还会扩张心血管,引起心律失常、心肌收缩速度增快、心动过速,心脏大动脉亦会供血不足,从而诱发头晕。

22.头晕与喝奶茶有关系吗?

喝完奶茶以后出现头晕症状,部分原因是因为奶茶中添加过多糖和其他添加剂,一旦饮用过多,有可能导致血糖异常,出现或者加重头晕的症状;如果是空腹时喝奶茶,由于奶茶对胃黏膜有一定的刺激作用,也有可能会导致恶心、呕吐、头晕等不适。

23.头晕与情绪有关系吗?

部分患者有反复头晕不适,多次就医检查均没有明确的结论,服用多种药物后效果也不好,总担心得了什么不治之症。这部分患者很可能患上了精神性头晕,就是因为不良情绪在作怪。头晕虽然很常见,但原因却多种多样,部分患者有器质性病变,部分患者可能仅仅是因为不良情绪所产生的躯体症状,治疗时要加强对患者的心理疏导,培养其积极向上的心态。

24.什么是眩晕和晕厥?

眩晕是一种运动性或位置性幻觉,患者感觉自身或外物旋转、摆动、漂浮、升降及倾斜,伴有恶心、呕吐、冷汗、面色苍白、不敢睁眼、活动受限、平衡失调、耳鸣、听力下降等。另外,头晕常常表现为头重脚轻和摇晃不稳感,可有体位改变加重。晕厥多数是头晕、胸闷、黑蒙之后出现的短暂意识不清,多为一过性脑缺血所致,这与眩晕往往是不同的。

25.什么是周围性眩晕?

周围性眩晕绝大多数由耳部疾病引起,除眼震和可能伴有的听力障碍外,没有中枢神经系统损害。周围性眩晕包括良性位置性眩晕、梅尼埃病、突发性耳聋伴眩晕迷路炎以及前庭神经炎等,往往持续时间短,头位或体位改变可使眩晕明显加重,漂浮感,站立不稳,常伴恶心、呕吐、出汗、面色苍白、耳鸣及听力下降等症状。

26.周围性眩晕包括哪些疾病?

(1)良性阵发性位置性眩晕:与头部位置改变有关,为突然出现的短暂性眩晕,持续不超过 1 分钟,可反复发作,伴有典型的眼球震颤,可通过位置性试验诱发。

(2)梅尼埃病:发作性眩晕,持续时间多为 20 分钟至 12 小时,伴有波动性听力下降、耳鸣和(或)耳部闷胀感,其主要病理特征为膜迷路积水。

(3)前庭神经元炎:急性或亚急性起病,眼震较剧烈,自限性,发作前多数有上呼吸道感染或腹泻史。

27.什么是中枢性眩晕?

中枢性眩晕多由大脑、小脑或脑干的血管性病变、肿瘤、感染、畸形等因素引起。中枢性眩晕伴有单侧肢体麻木、单侧肢体无力、语言含糊、呛咳、复视、面瘫等,包括脑梗死、脑梗死后循环缺血等。眩晕症状相对较轻,持续时间长,闭目后可减轻,多数与体位改变无关。自主神经症状往往不明显,无耳鸣及听力下降等耳部症状。

28.与全身性疾病相关的眩晕包括什么?

与全身性疾病相关的眩晕包括:颈动脉窦综合征患者头部突然转动时;体位性低血压患者由卧位转为直立位时;重度贫血患者运动时;低血糖患者饥饿时。

29.眩晕急性发作时该怎么办?

(1)尽量卧床休息,采取最舒适的体位,闭目,避免光声刺激。呕吐时,应避免误吸导致肺炎。尽量消除焦虑、恐惧心理。

(2)程度重且持续时间长,伴有严重恶心呕吐、大汗淋漓的患者,可采用前庭抑制类药物,尽量选择静脉给药。可使用的前庭抑制类药物有盐酸异丙嗪、盐酸苯海拉明等。

(3)急性发作时,也可酌情使用改善微循环的药物,如倍他司汀等,有助于改善内耳微循环。

（4）酌情使用利尿剂，如氢氯噻嗪、甘露醇等，可以减轻内淋巴积水状态。

（5）如果没有糖皮质激素使用禁忌证，可使用地塞米松、甲强龙等。

（6）当病情得到控制后，要积极寻找病因，针对病因进行治疗。

30.癫痫可以导致眩晕吗？

癫痫是慢性反复发作性短暂脑功能失调综合征，以脑神经元异常放电引起反复痫性发作为特征。癫痫是神经系统常见疾病之一，眩晕可以作为癫痫的一种先兆，也可以是癫痫发作的主要表现形式。眩晕性癫痫也称"前庭性癫痫"，是由前庭系统皮质中枢神经元的异常放电所致的短暂、突发及反复发生的自身或周围景象的旋转、漂动、倾斜及空间坠落感等错觉，常见于儿童、青少年，起病多在 15 岁以前。发作表现为躯体移动感和周围环境物体旋转感，患者感到姿势不稳、头重脚轻或躯体向一侧倾斜，意识无明显障碍，可伴面色苍白、出汗、呕吐等自主神经症状，个别伴有腹痛或肌肉小幅度抽动。其眩晕发作的特点是突发突止，持续数秒或数十秒，少有眼震，与姿势改变无关。如果眩晕发生在夜间，患者在睡眠中可被眩晕发作唤醒；如果发生在站立时，可引起姿势控制的丧失，甚至摔倒。与其他类型单纯部分性发作一样，它亦可进展为复杂部分性或全面性癫痫发作。

31.什么是耳源性眩晕？

耳朵不仅可以感知声响，还有感知身体位置变化、保持平衡的重要功能。人的耳朵分为内耳、中耳和外耳，感知位置变化的前庭器就藏在内耳里。据临床数据统计，50%以上的头晕由耳源性疾病引起。根据疾病发生的部位，由内耳迷路或前庭部分、前庭神经颅外段病变引起的头晕为周围性头晕，又称"耳源性头晕"。耳源性头晕除了有头晕症状之外，还伴有听力下降、耳鸣等症状，有的患者还会发展成耳聋。

32.什么是晕动病？

晕动病指人们平日常说的"晕车""晕船""晕机"等，是由多种因素导致人体对运动状态感知错误的一系列生理反应。晕动病常见于乘坐交通工具时，表现为头晕、恶心、呕吐、上腹部不适、面色苍白、出冷汗等，通常在停止乘坐之后症状可缓解。运动刺激使内耳前庭椭圆囊和球囊的囊斑毛细胞产生形变、放电，向中枢传递并感知。这些前庭电信号的产生和传递在一定限度和时间内人们不会产生不良反应，如果刺激超过了一定限度，就会出现运动病症状。个人差别很大，这与遗传、视觉、个体体质、精神状态及客观环境等因素有关，因此在相同的客观条件下，只有部分人出现运动病症状。

33.眩晕有哪些耳科检查？

头晕的耳科检查包括耳部的专科检查、前庭功能检查及听力学相关检查。耳部的专科检查包括外耳道及鼓膜的检查。前庭功能检查包括前庭脊髓反射系统的平衡功能检查、前庭眼反射的眼震检查及前庭眼动反射检查。听力学检查包括纯音听力计检测、声导抗测试、听觉脑干诱发电位检查、耳蜗电图、电反应测听。

34.什么是前庭神经炎？

前庭神经炎为前庭神经受累所致的一种突发性眩晕疾病，病变发生在前庭神经节或前庭通路的向心部分，发病后会自行痊愈并完全康复。对症治疗是目前主要的治疗方法。前庭神经炎是常见的头晕原因，多发生于季节更替时，患者在发病前常有上呼吸道感染和劳累的病史。患者常突发强烈旋转性眩晕，伴有明显的恶心、呕吐及平衡不稳。眩晕往往持续数天，严重时常伴随自发性眼球震颤。无听力下降及耳闷等耳蜗受损的临床症状。无其他神经系统异常征象。前庭神经炎的主要治疗方法是药物对症治疗和前庭神经康复。抗病毒药物无效。

（李秋波）

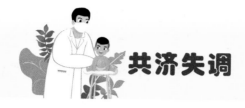

急性小脑共济失调

1.急性小脑共济失调临床常见吗?

急性小脑共济失调(ACA)是由多种原因引起的,以急性小脑功能异常为主要特征的综合征,临床相对常见,占所有儿科共济失调病例的30%～50%。

2.水痘与小脑共济失调有关系吗?

有关系。该病约50%的病例有发疹性病毒感染病史,最常见的前驱病是水痘,也可为肠道病毒感染(埃可病毒、柯萨奇病毒、脊髓灰质炎病毒),或为麻疹、风疹、流行性腮腺炎、EB病毒、流感病毒、腺病毒、单纯疱疹病毒等感染。同时,急性小脑共济失调也可见于细菌感染之后,如白喉、百日咳、猩红热等,现已少见。脑膜炎双球菌、流感杆菌、支原体等感染也可能以急性小脑共济失调为临床表现。

3.疫苗接种会诱发急性小脑共济失调吗?

有报道称,有在接种流感病毒疫苗、乙肝疫苗和水痘疫苗后发生小脑共济失调的病例。

4.该病有什么临床表现?

本病多见于1～4岁小儿,偶见于10岁以上儿童。该病起病急,多先发生躯干共济失调,很快发展到症状的高峰,表现为站立不稳、步态蹒跚,严重者不能站立,不能走路,甚至不能独坐,不能竖头。约50%的患者有眼运动异常,如终末眼球震颤、眼球阵挛。

5.急性小脑共济失调的典型表现是什么?

步态不稳、眼球震颤和眼球异常运动是本病的三个主要症状。

6.急性小脑共济失调患者会有颅内压增高的表现吗?

少数有全脑炎症状者可见嗜睡、易激惹、头痛、呕吐,或一过性锥体束征。

7.得了急性小脑共济失调,需要做什么检查?

(1)脑脊液检查。
(2)脑电图检查。
(3)颅脑 MRI 检查。
(4)毒物监测、血生化、血浆胺、乳酸等,必要时完善遗传代谢检查。

8.患者患有癫痫,口服苯妥英钠后出现走路不稳,也是急性小脑共济失调吗?

若有上述情况,应初步考虑为苯妥英钠药物过量引起的共济失调,需要结合患者有无病毒感染、眼球震颤等。根据病史和测定血中药物浓度,停用该药则症状消失有助于诊断。

9.患了急性小脑共济失调,应如何治疗?

急性期应卧床休息,加强护理,防止因运动失调而致外伤。注意营养和液体的维持,直至病情停止发展。恢复期应鼓励患者训练,有特异病因的应治疗基本疾病。

10.激素治疗是否适用于本病?

尚无定论。若确认由自身的免疫因素引起,可给予激素或免疫球蛋白。对于难治性病例,可短期应用肾上腺皮质激素,或静脉注射免疫球蛋白。

11.该病预后如何?

感染后的急性小脑性共济失调多预后较好,典型病例 2～3 周后症状缓解,持续时间中位数为 10～12 天。少数持续数周无好转。如 3 周后病情仍然加重或复发,或出现新的症状,应注意考虑其他疾病。个别严重病例,共济失调、震颤、语言不清等症状持续更长时间,或成为后遗症。

12.何为发疹前水痘脑炎伴小脑性共济失调?

共济失调多发生于水痘皮疹以后 3～8 天,5 天最为多见。少数病例在皮疹之前 10～18 天出现小脑症状,称为"发疹前水痘脑炎伴小脑性共济失调"。

13.如何治疗水痘病毒引起的急性小脑共济失调?

可用阿昔洛韦治疗,在皮疹后 24 小时以内应用可缩短病程和减轻症状。研究者对于应用激素有不同意见。轻症共济失调 2～4 天内即可好转,1～2 周内恢复。重症者在数月内完全恢复,极少有症状持续更长时间者。

(朱淑霞)

遗传性共济失调综合征

1.显性遗传性小脑共济失调会有颅神经受损吗?

显性遗传性小脑共济失调除有小脑神经元脱失外,也可见脊髓、脑桥、橄榄核、基底节、视神经、视网膜及周围神经病变。

2.显性遗传性小脑共济失调有什么表现?

显性遗传性小脑共济失调的特点是进行性躯干共济失调、构音障碍、辨距不良、意向震颤等单纯小脑症状,也可见不自主运动、视觉或听觉障碍、眼外肌麻痹、锥体束征、感觉异常、颅神经麻痹等。

3.什么是构音障碍?

构音障碍是指由于神经病变,与言语有关的肌肉麻痹、收缩力减弱或运动不协调所致的言语障碍。构音障碍强调呼吸、共鸣、发音和韵律方面的变化,从大脑到肌肉本身的病变都可引起言语症状。

4.什么是辨距不良?

辨距不良又称为"动作过度现象"。辨距不良见于小脑半球任何区域的病变,由于对运动的距离、速度及力量估计能力的丧失而发生,通常表现为"动作过度"。辨距不良有四种检查方法,任何一种检查出现了异常现象,均代表存在辨距不良:

(1)患儿两上肢向前平举、手旋后,然后嘱其由手旋后位旋前,可见一侧手有旋前过度现象。

(2)患儿两上肢向前平举、掌心向下,检查者用手分别叩击其上肢,可见一侧上肢有上下摆动现象。

(3)画线试验:患儿在预先画在纸张上的 2 条直线之间画线,可见其所画之线远远超越界限。

(4)患儿取某物时,可见其手部开张过大,与该物极不相称,而且距离也不准,往往在将该物推翻之后才能握住。

5.什么是意向性震颤?

意向性震颤是指肢体在有目的地接近某个目标时,在运动过程中出现的主动肌与拮抗肌交替收缩引起的人体某一部位有节律的振荡运动,越接近目标,震颤越明显。当到达目标并保持姿势时,震颤有时仍能持续存在,多见于小脑病变,丘脑、红核病变时也可出现此种震颤。

6.显性遗传性小脑共济失调的起病年龄多为儿童期吗?

显性遗传性小脑共济失调的起病年龄差别较大,许多类型在成年时起病,但也可见婴儿型和儿童型。

7.显性遗传性小脑共济失调是遗传性疾病,为何在一个家系中,患者临床表现不一致?

这是因为一种基因突变可能引起多种不同的临床表现;同时,一个相同的临床综合征可能由不相关的基因型引起。同一种突变,在各家系之间症状不同,即使在一个家系中,起病年龄和症状也常有很大差别。因而确诊常需根据 DNA 分析的结果。

8.显性脊髓小脑性共济失调的遗传早现是什么意思?

显性脊髓小脑性共济失调常有遗传早现的特征,即下一代比上一代起病早,有时症状也较重。

9.马查多-约塞夫病有明显表型异质性吗?

马查多-约塞夫病(MJD)的特点是运动系统进行性变性,即小脑系统、锥体系统、锥体外系统和前角运动单位有广泛变性。本病是常染色体显性遗传。MJD有明显表型异质性,在同一家族中,有的以肌张力不全为主要症状,有的主要表现为共济失调或锥体束征,还有的则为肌萎缩。

10.齿状核红核苍白球路易体萎缩症有哪些临床表现?

该病是常染色体显性遗传病,临床症状变异很大。儿童起病者多表现为进行性肌阵挛性癫痫综合征。随着病程发展,最终都有痴呆和躯干、四肢共济失调。

11.家族性痉挛性截瘫的遗传特点是什么?

该病又名"遗传性痉挛性截瘫",是小儿的系统性病变,即脊髓后柱和锥体束变性。约70%是常染色体显性遗传,少数为常染色体隐性遗传。

12.家族性痉挛性截瘫有哪些临床表现?

该病临床表现轻重不一。隐性型患者起病年龄多在10岁以下,3~6岁最多见;显性型患者起病年龄在5~20岁,11~16岁最多见;还有一部分成人起病。本病一开始表现为学步迟缓,步态僵硬,足尖走路,或腿交叉。肌张力增高进行性加重,腱反射亢进,巴氏征阳性。在病程进行的过程中出现共济失调和深感觉丧失,振动觉消失更明显。

13.如何鉴别家族性痉挛性截瘫与痉挛性双瘫型的脑性瘫痪?

需根据家族史、双下肢锥体束症状、病情进展较慢等特点来进行这两种病的鉴别诊断。

14.什么是家族性偏瘫性偏头痛?如何治疗?

家族性偏瘫性偏头痛是常染色体显性遗传病。本病在头痛发作的先兆期有一过性偏瘫,可伴躯干共济失调、眼震、眼球的异常运动、前庭小脑功能紊乱,MRI可见小脑蚓部萎缩。乙酰唑胺治疗该病有效。

15.什么是阵发性舞蹈手足徐动伴阵发性共济失调？如何治疗？

阵发性舞蹈手足徐动伴阵发性共济失调是常染色体显性遗传病，起病年龄为 2～15 岁。诱发因素是体力活动、情绪激动、睡眠不足、酒精。发作约持续 20 分钟，多者发作频率为一天 2 次，少者一年 2 次。症状是阵发性不自主运动如舞蹈、肌张力不全；共济失调、构音障碍；口周和下肢感觉异常；复视；有时伴头痛，有时伴痉挛性截瘫。治疗应避免诱发因素，用乙酰唑胺可停止或减少发作。

16.共济失调毛细血管扩张症临床特点有哪些？

共济失调毛细血管扩张症是 10 岁以下小儿进行性共济失调最常见的原因之一。多在生后 12～14 个月起病，也可晚至 6～7 岁。典型的临床特点是：
（1）小儿的隐性遗传病。
（2）进行性小脑共济失调。
（3）免疫缺陷，反复感染。
（4）毛细血管扩张，呈弯曲网状。
（5）有发生恶性肿瘤倾向。
（6）对放射线过敏。
（7）血清 α 胎蛋白增高。
（8）早老症状和内分泌紊乱。
眼球运动性失用症被认为是共济失调毛细血管扩张症的临床特征之一。毛细血管扩张可开始于 2～3 岁患儿，也可至 7～10 岁才出现。最初见于眼结膜，逐渐延至面颊、鼻梁、耳、颈部等易暴露部位。易有毛发稀疏、皮下脂肪变薄、皮肤弹性消失等早老征。

17.共济失调毛细血管扩张症预后如何？

本病影响寿命，2/3 的患者死于 20 岁之前，主要死亡原因是感染或恶性疾病。

18.患有拉姆齐·亨特综合征的症状是什么？

拉姆齐·亨特综合征又名"齿状核红核萎缩"，特点是肌阵挛癫痫和小脑性共济失调。常染色体隐性遗传或散发。起病多在 10 岁以下，或晚至 20 岁。临床症状常以小脑共济失调开始，动作不稳、笨拙，随后出现意向性震颤和构音障碍。进行性肌阵挛性癫痫发作多在 10～20 岁发生，发作频率不定。患者智力正常或轻度智力低下。脑电图背景节律正常或轻度慢化，可见短程快棘慢波节律。脑 MRI 显示脑桥、小脑、小脑脚萎缩。治疗无特异性。丙戊酸、氯硝西泮对癫痫发作有效。

19.马里内斯科-舍格伦综合征的临床特点有哪些？

马里内斯科-舍格伦综合征的主要特征是小脑性共济失调，是常染色体隐性遗传病。本病于婴儿期起病，病初有眼震、躯干和四肢共济失调，构音障碍。各例轻重不一。先天性白内障、不同程度的智力低下和小脑共济失调被称为本病的"三联症"，本病无特殊治疗方法。

20.棘红细胞增多症由什么因素引起？

棘红细胞增多症即 β-脂蛋白缺乏症，是一种常染色体隐性遗传的脂类代谢病，又称"Bassen-Kornzweig 综合征"。基因突变的结果是脂蛋白的合成和结构的完整性发生异常，脂蛋白缺乏。β-脂蛋白缺乏时，从肠黏膜将脂类转运到淋巴系统的功能发生障碍，乳糜微粒的形成有缺陷，影响脂溶性维生素的吸收，血中维生素 E、维生素 A、维生素 K 减少。本病的神经系统症状主要由维生素 E 缺乏引起。

21.β-脂蛋白缺乏症有哪些临床表现？

婴儿期即出现脂肪吸收不良症状，腹泻、呕吐、体重低、精神运动发育落后。神经系统症状出现较晚，进行性加重。共济失调在 2～17 岁出现，约 1/3 的病例在 10 岁以前出现。开始为步态不稳，这是由于共济失调、深感觉障碍和肌肉力弱的共同影响。腱反射减弱或消失。有时出现巴氏征。色素性视网膜变性也是本病特征，表现为夜盲和中心盲点。眼球震颤常继发于中心视野缺损。约 1/3 的病例有智力发育落后。红细胞表面有棘状突起，称为棘红细胞，是本病另一特征。病儿有贫血，血浆胆固醇低于 2.5 mmol/L，甘油三酯低于 0.3 mmol/L，β-脂蛋白完全消失，总血脂降低。血浆维生素 E 在 1.3 μg/mL(5～15 μg/mL)。根据临床特点和血脂改变，可考虑到 β-脂蛋白缺乏症。治疗可补充大量维生素 E。

22.孩子为间断性共济失调,医生说可能是"间歇型枫糖尿症",这是怎么引起的?如何治疗?

间歇性小脑性共济失调可由多种遗传性代谢病引起,是隐性遗传病。尿和汗中有 α-羟丁酸的特殊气味。枫糖尿症的经典表现为新生儿期惊厥发作、角弓反张、呼吸不整,常致死亡。

枫糖尿症的间歇型约占全部病例的 25%,出生时正常,6～9 个月起病,表现为间歇性出现共济失调、嗜睡、行为异常、癫痫发作。这种阵发的共济失调多因感染、应激反应、高蛋白饮食所诱发,发作持续时间不等,多可自行恢复。初步诊断可根据尿的特殊气味以及尿的 2,4-二硝基苯肼试验。治疗需限制蛋白摄入,最好是限制支链氨基酸摄入。一部分病例用维生素 B_1 有效,每日 100～300 mg,可能增加脱羧酶的活性。早期开始饮食治疗且坚持应用者,智力发育可能接近正常。

23.孩子"谷类过敏",医生却诊断"脂肪泻",为什么?怎么还会有走路不稳?如何治疗?

谷蛋白过敏称"脂肪泻",是肠吸收不良综合征的一种症状。谷蛋白见于各种谷类,如麸质、谷胶、面筋。谷蛋白过敏较常见,有遗传倾向,对于麦粉中的抗原部分有局部过敏反应,体内有高滴度的抗谷蛋白抗体。本病患者 85% 没有胃肠道症状,8%～10% 有神经系统症状,包括共济失调、进行性肌阵挛发作、神经肌病、肌强直、脊髓病、脑干脑炎等。

谷蛋白过敏引起的共济失调表现为进行性、反复发生的小脑症状和脑干症状。本病的治疗较困难,应禁食麦类,少食脂肪和淀粉类,可食豆类、肉类、去脂肪乳类。补充各种脂溶性维生素,如维生素 A、维生素 D、维生素 E、维生素 K 及维生素 B_{12} 等。成人病例用大量维生素 E(900 mg/d)有时好转,但效果不肯定。禁食麦类的效果仍需进一步观察和总结。

24.孩子患有大细胞性贫血,有震颤,也属于共济失调吗?

婴儿维生素 B_{12} 缺乏性大细胞贫血所引起的神经系统症状,如震颤、肌阵挛等不自主运动,与维生素 B_{12} 缺乏所引起的神经系统症状(共济失调)不是同一概念。前者是维生素 B_{12} 摄入不足,见于婴儿母乳缺乏维生素 B_{12},因此有大细胞贫血,维生素 B_{12} 也是唯一的治疗方法,但没有内因子缺乏,没有吸收不良综合征,没有遗传或免疫疾病,神经症状与维生素 B_{12} 缺乏性脊髓后柱变性的表现也不同。维生素 B_{12} 缺乏性脊髓后柱变性有内因子缺乏,后柱病变引起肢体和躯干的深感觉障碍,表现为感觉性共济失调;侧柱病变表现为锥体束征。

（朱淑霞）

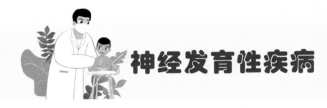

注意缺陷多动障碍

1.什么是注意缺陷多动障碍?

注意缺陷多动障碍是儿童最常见的神经发育障碍之一,以持续存在的注意力不集中和多动/冲动为特征,出现在 $4\%\sim12\%$ 的学龄儿童,平均为 6.26%,男性比女性更常见。这些症状会影响学业、行为、情绪和社会交往;患儿常常难以安静地坐着、集中注意力学习或做出好的决定。

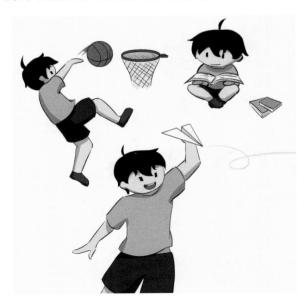

2.注意缺陷多动障碍都有哪些表现?

注意缺陷多动障碍是由两类核心症状组成的综合征,即多动/冲动和注意缺陷。该病的每一种核心症状都有其自身的规律和发展过程。

在幼儿中,多动和冲动行为几乎总是一起出现,多动-冲动为主要类型的特征是不能静坐或不能约束行为。

(1)多动和冲动的症状包括:

1)过度躁动,如手脚动不停,在座位上扭动。

2)当被要求坐着时很难保持不离座。

3)感到坐立不安(青少年中)或不合适宜地到处乱跑或攀爬(年龄较小的儿童)。

4)难以安静地玩耍。

5)感觉其似乎总是"忙个不停"。

6)话多。

7)难以按顺序等候。

8)经常是提问未讲完就回答(脱口而出)。

9)打断或介入他人的活动。

多动和冲动症状通常在儿童 4 岁时就可观察到,并在接下来的 3~4 年继续加重,7~8 岁时达到最高程度,之后,多动症状开始减轻;到青春期时,这些症状可能很难被发现,不过患者可能会感到坐立不安或无法平静下来,而冲动症状通常持续终生。

(2)注意缺陷:注意力集中能力下降,似乎频繁处于做白日梦或"开小差"的状态。

注意缺陷的症状包括:

1)不能密切注意细节,犯粗心的错误。

2)在玩耍、活动时难以维持注意力。

3)即使是与其直接对话,患者似乎也没有在听。

4)不能坚持完成任务,如家庭作业、家务活动等。

5)难以组织安排任务、活动和物品。

6)回避需要持续脑力劳动的任务。

7)容易遗失任务或活动所需物品,如课本、运动器材等。

8)易受无关刺激影响而分心。

9)在日常活动中,如做家庭作业、家务活等时表现出健忘。

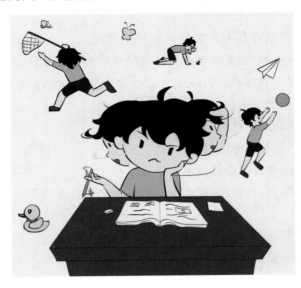

3.有这些状况可能是注意缺陷多动障碍吗?

孩子若有下面表现,需找专业医生确诊是否患有注意缺陷多动障碍。

(1)在家里

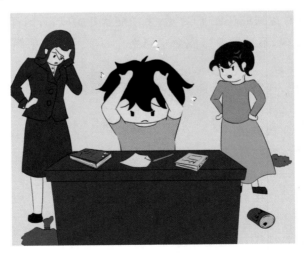

1)作业能不做就不做,总是将学校布置的作业带回家,拖到不能再拖了才开始写,而且边写边玩。

2)常常"马马虎虎",会把"6"看成"9",把"d"看成"b"。

3）动作笨拙。

4）顶撞父母，缺乏自信与自尊。

（2）在学校

1）格外活泼，活动不停，缺乏耐心，做事有头无尾，难以长时间集中做一件事。

2）上课总是走神，小动作特别多。

3）脑子不笨，成绩不理想。

4）难以与同伴相处，一刻也闲不住，话多，总是招惹别人。

4.注意缺陷多动障碍如果不治疗，长大会好吗？

许多家长认为，注意缺陷多动障碍无非就是孩子顽皮，是小毛病，等他长大就好了。实际上，该病不是"小毛病"，早发现早治疗很重要。

注意缺陷多动障碍是一种疾病，需要接受具体的诊断和治疗，否则会影响孩子的学习和行为，家长不能单纯地认为该病是由孩子天生的个性或周围环境引起的。虽然随着儿童年龄的增长，外在症状会减轻，看起来似乎好些，但距离正常人标准仍有差距，如做事冲动、粗心、缺乏计划性、人际关系差等，这些症状会给他们未来的生活、工作造成很多困难，甚至可能导致他们做出违法犯罪的行为。

5.为什么会得注意缺陷多动障碍？能治好吗？

注意缺陷多动障碍是一种神经发育障碍，孩子大脑结构跟正常孩子不太一样，而且与正常孩子相比，大脑发育落后。不过不用担心，该病是可以治疗的，只要积极使用药物并结合行为治疗等，孩子的症状就会得到改善。药物治疗的时间取决于孩子的症状改善情况，一般情况下，一个疗程是 1～3 年，不要在没咨询医生的情况下随便给孩子停药。

6.治疗注意缺陷多动障碍药物的不良反应严重吗？

药物不良反应的发生情况与孩子体质有关，一般学龄前孩子的药物不良反应略多于大龄孩子。不良反应一般出现在刚开始用药的 1～2 周，一般为轻中度，以后逐渐消退，因此不用过度担心。如果孩子的反应程度较重或有其他异常，可及时与医生沟通，必要时停药。

7.孩子吃了治疗注意缺陷多动障碍的药会不会长不高，会不会变傻？

药物对身高没有影响，只是可能对胃口有些影响；多动症儿童的饮食要注意营养均衡，若营养能跟上，则不用担心发育问题。

8.我的孩子这么好动，为什么还要用兴奋剂，会成瘾吗？

多动孩子的大脑皮层兴奋性不够（前扣带回认知部不能激活），因此注意力集中不了，服药后注意力能够集中。家长不用过分担心，这类精神药品已在国外使用多年，比较安全。药物治疗是目前最主要的治疗方法。

9.注意缺陷多动障碍行为有哪些治疗手段？

注意缺陷多动障碍的行为治疗，旨在帮助孩子改变自己的行为。当存在冲动或自我控制症状时，行为治疗通常更有效。行为治疗的手段通常包括：

（1）遵循每日时间表。

（2）将干扰降至最低。

（3）为孩子提供具体且合乎逻辑的保存学校作业、玩具和衣服的地点。

（4）设定小而易及明确的目标。

（5）奖励积极行为，如设置一个贴纸图表。

（6）寻找孩子可以成功完成的活动，如爱好、运动。

（7）首先要制定家庭良好行为的基本规则，并要求家中每一个人按要求去做。

（8）根据实际情况进行奖励和惩罚：表扬要及时，方式要恰当，尽可能具体明确，表扬每一次进步，逐渐提高对孩子的要求；批评也要及时，方式也要恰当，要明确、恰当处罚，批评对象是不良行为而不是人格。

（9）良好行为的养成需要一个过程，家长应该有耐心。

（10）家长要以身作则。

10.注意缺陷多动障碍有什么共患病？

注意缺陷多动障碍儿童和青少年患者通常合并其他精神障碍，包括但不限于对立违抗障碍（共患病概率 50%～80%）、品行障碍（共患病概率高达 33%）、抑郁（共患病概率高达 33%）、焦虑障碍（共患病概率 20%～40%）、学习障碍（共患病概率 20%～60%）、发育性协调障碍（共患病概率约 50%）、孤独症谱系障碍、睡眠障碍。共患病可能为原发性，也可能为继发性(如由注意缺陷多动障碍导致)。无论何种情况，都需予以除注意缺陷多动障碍治疗外的相应治疗。

（高玉兴　高月娜）

抽动障碍

1.什么是抽动障碍?

抽动障碍起病于儿童或青少年时期，为以一个或多个部位运动抽动和(或)发声抽动为主要特征的神经发育障碍，其临床表现多样，可伴多种共患病，部分患儿表现出难治性。

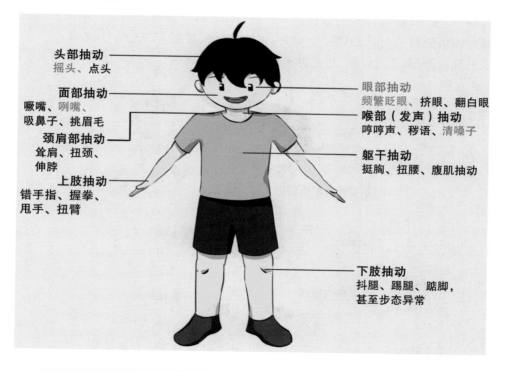

头部抽动
摇头、点头

面部抽动
噘嘴、咧嘴、
吸鼻子、挑眉毛

颈肩部抽动
耸肩、扭颈、
伸脖

上肢抽动
错手指、握拳、
甩手、扭臂

眼部抽动
频繁眨眼、挤眼、翻白眼

喉部（发声）抽动
哼哼声、秽语、清嗓子

躯干抽动
挺胸、扭腰、腹肌抽动

下肢抽动
抖腿、踢腿、跺脚，
甚至步态异常

2.什么原因会引起抽动?

其病因尚未阐明，可能与遗传、感染、免疫、心理和环境等因素有关。

3.抽动有哪些特征?

本病男性发病明显多于女性,男女之比为(3～5)∶1。根据临床特点和病程长短,本病可分为短暂性抽动障碍、慢性运动或发声抽动障碍以及抽动秽语综合征三种类型,中国人群的患病率分别为 1.7％、1.2％和 0.3％。起病年龄通常在 2～15 岁,但有时诊断可延迟至 21 岁。平均发病年龄约为 6 岁,96％的患者在 11 岁以前发病。抽动的严重程度通常在 8～12 岁达到顶峰,随后,大多数症状在青春期和成年期会改善。近 1/3 的抽动可完全缓解,1/3 可改善,1/3 会持续存在而不减弱。从青春期开始,抽动平均严重程度逐年减弱。

4.抽动有哪些形式?

抽动有三种形式,即感觉性抽动、运动性抽动和发声性抽动。抽动存在诱发因素,能够暂时抑制,严重程度不一,时轻时重,抽动症状会发生演变。诱发或加剧因素可能包括心理社会应激、焦虑、愤怒、兴奋、疲劳、感冒、看电子产品及特殊饮食(如辛辣食物、巧克力等)。

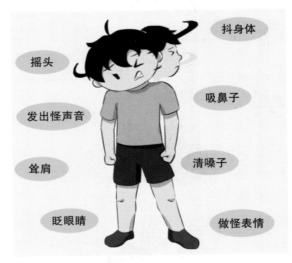

(1)感觉性抽动:40％～55％的患儿于运动性抽动或发声性抽动之前有身体局部不适感,称为感觉性抽动,被认为是先兆症状,年长儿尤为多见,包括压迫感、叹气、痒感、痛感、热感、冷感或其他异样感觉。出现压迫感、叹气时,临床医生常常考虑是心肌炎,经检查排除后可考虑是否为抽动症的感觉性抽动。

(2)运动性抽动:单纯性运动抽动包括眨眼、面部肌肉抽动、耸肩和甩头。

复杂性运动抽动涉及一系列协调动作,包括步态异常、踢腿、跳跃、身体旋转、抓挠动作、诱惑性手势和模仿动作。出现眨眼时,家长常常先到眼科就诊,诊断为眼结膜炎,经治疗 2 个月以上无好转时才考虑是否是抽动障碍。

(3)发声性抽动:单纯性发声抽动包括咕噜声、犬吠样音、呻吟声、清嗓子、吸鼻子、叫喊和其他响声。复杂性发声抽动包括秽语症、模仿言语(重复听到的言语)和重复言语(以越来越快的速度重复短语或单词)。不到 20% 的病例会出现秽语症,通常表现为污言秽语(肮脏、令人反感的语言,常带有性相关或低俗的含义)。

5.抽动障碍有哪些共患病?

共患病在抽动障碍中很常见,包括注意缺陷多动障碍(60%)、强迫症(OCD)(27%)、学习障碍(23%)以及品行障碍/对立违抗障碍(15%)等,仅12% 的抽动障碍患者没有共病。在关注抽动障碍的同时还需重视共患病,共患病可能更影响生活质量,如注意缺陷多动障碍会影响学习成绩等。

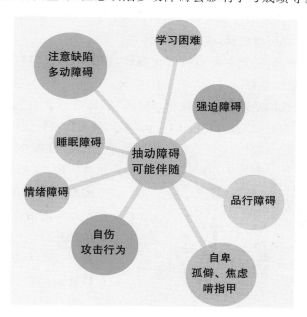

6.如何划分抽动障碍的严重程度?

根据耶鲁综合抽动严重程度量表(YGTSS)评估抽动严重程度:总分 <25 分属轻度;总分在 25～50 分属中度;总分 >50 分属重度。

7.如何定义难治性抽动障碍？

目前，研究者对难治性抽动障碍比较一致的观点是，经过至少两种作用机制不同的药物足剂量、足疗程治疗后，症状无明显改善，或不能耐受药物不良反应而停药的患者，给药总疗程不低于 6 个月。难治性抽动障碍是治疗的难题，该病明显影响患儿生活质量和学习成绩，有些患儿甚至不能上学，治疗时需用多种方法联合治疗。

8.抽动障碍用药物治疗时需注意什么？

（1）硫必利：在国内及欧洲被广泛应用于儿童抽动障碍的治疗。该药不影响认知功能及神经生理学参数（如脑电图、感觉诱发电位），不良反应主要为困倦、体重增加及与疗程相关的轻度高泌乳素血症，用药时间长、剂量大时少部分男孩会出现乳房发育。该药总体安全性较好，如果不从小剂量开始应用，而直接用治疗剂量，会出现锥体外系症状，如说话不清晰、流涎等症状，不良反应以镇静最为多见，欧洲及国内专家共识均将其推荐为儿童抽动障碍的一线治疗药物。这种药物不能突然停药，应逐渐减量。

（2）阿立哌唑：是新型非典型抗精神病药，相关不良反应包括恶心、头痛及镇静等，总体耐受性良好。

（3）可乐定：在抽动障碍的治疗中，总体具有良好的获益风险比，不良反应有皮疹（8.9%）、头晕（8.0%）及口干（4.0%）等，通常症状轻微。

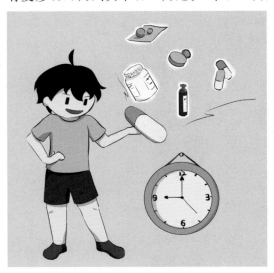

（4）氟哌啶醇：属于典型抗精神病药，因其显示出对抽动障碍的改善作用而被最早应用于抽动障碍的治疗，是治疗抽动障碍的老药。该药不良反应较大，不良反应包括镇静、体重增加、锥体外系反应、迟发型运动障碍等。因此，目前一般不首先选用该药，多数情况下是在一线药物无效时选用。

（5）利培酮：常见不良反应为体重增加和镇静，不适合用于超重患者。欧洲指南将利培酮作为抽动障碍药物治疗的首选,目前,国内及加拿大则将利培酮列为抽动障碍治疗的二线药物。

9.有哪些常用的非药物治疗方式?

(1)心理治疗。

(2)行为治疗:行为习惯逆转训练可能对改善抽动障碍症状有效,由两个主要组件组成:①抽动意识训练,教导患者识别抽动发作前的早期体征;②竞争反应训练,教患者进行与特定类型的抽动不相容的自主运动。

(3)教育干预。

10.抽动障碍患者有哪些注意事项?

抽动障碍患者应注意以下事项:避免情绪波动;避免上呼吸道感染;避免或少看电视、手机等电子产品;注意饮食,如不吃巧克力和辛辣食物等。

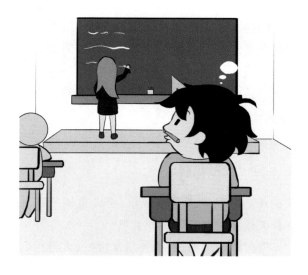

(高玉兴　高月娜)

孤独症谱系障碍

1.什么是孤独症谱系障碍?

孤独症谱系障碍是儿童时期最常见的先天性神经发育障碍性疾病之一,以社交沟通障碍、重复刻板性行为、兴趣狭窄和感觉异常为主要临床特征,常称为"孤独症"。

2007 年 12 月,联合国大会通过决议,从 2008 年起,将每年的 4 月 2 日定为"世界孤独症关注日",以提高人们对孤独症和相关研究与诊断以及孤独症患者的关注。

2.孤独症的发病率是多少?

经过流行病学研究发现,中国学龄期儿童孤独症的患病率为 0.7％（1/142）,其中 90％来自普通小学,近半数为首次诊断。且约 2/3 的患儿有至少一种神经精神共患病,其中最常见的前三位共患病为注意力缺陷多动障碍、特定恐怖症、广场恐怖。

该病男性患儿多见,男女性别比平均为 4∶1,虽然女性孤独症患儿相对少见,但有研究发现,女性孤独症患儿临床症状往往更重,并且更容易共患其他疾病,如癫痫等。

3.孤独症比以前更流行了吗?

近 20 余年来的流行病学调查数据显示,全球范围内孤独症患病率均出现上升趋势,这意味着孤独症比以前更流行了吗?

以往,人们对孤独症缺乏认识,中国人经常说"贵人语迟",所以很多父母也不在意,即便在意也安慰自己"也许孩子长大一点,就会好了。""可能平时爷爷奶奶带得多,我们陪他太少,只要我们多陪陪他就没事了。"现在,随着人们对孤独症认识的增加,许多以往没有被确诊为孤独症或确诊为其他疾病的人现在都被诊断为孤独症了。因此,造成孤独症患者人数爆发式增长的最大因素是不断改变的孤独症的定义,对疾病越来越多的关注,以及就诊的孩子年龄变小等。

4.孤独症属于心理疾病或者精神疾病吗？在什么年龄段发病？

研究发现，孤独症患儿在出生后几个月至 3 岁前逐步出现孤独症症状，有的初期表现与普通儿童无异，但功能逐渐倒退，产生孤独症症状。根据原国家卫生计生委于 2010 年 7 月 23 日颁布的《儿童孤独症诊疗康复指南》，2/3 的患儿出生后逐渐出现孤独症的症状，约 1/3 的患儿在经历了 1～2 年正常发育后出现倒退，并开始出现孤独症症状。孤独症是一种脑发育性障碍，不是一种心理疾病或者精神疾病，但大部分孤独症儿童会有认知、情绪和行为问题。

5.孤独症是什么原因导致的？

孤独症是神经发育障碍性疾病，由多种生物学因素导致，主要包括遗传因素与非遗传因素，其中遗传因素是孤独症的主要病因。遗传因素主要包括遗传代谢性疾病、线粒体疾病、染色体疾病（如染色体的重排）、单基因疾病、拷贝数变异，以及表观遗传调节异常。

虽然遗传因素是孤独症的主要病因，但迄今为止，仍有部分孤独症病因不明，可能与非遗传因素有关，包括脑器质性因素、神经生化因素、免疫学因素，以及环境、遗传和环境相互作用等。

6.孤独症有哪些具体的临床表现？

孤独症通常在孩子 16～20 月龄时被发现，如果孩子在一两岁期间，语言发育比同龄孩子落后，目光对视差，没有听力问题，但叫他却好像没听见一样，与其他小朋友互动有问题，甚至不互动，就应该尽快到有孤独症诊断资质的医院进行评估。

孤独症的常见症状包括社交交往障碍、语言及沟通障碍、兴趣和行为异常，部分患儿伴随感觉异常、智力及认知功能障碍。

（1）社交交往障碍：对人缺乏兴趣，缺乏与他人的交流或交流技巧，不能进行社会交往；不会交友；依恋关系缺乏，与父母亲之间缺乏安全依恋关系，不会寻求帮助；不喜欢被拥抱或有身体接触；情感和社会互动困难；与人接触时缺乏目光接触，很少或不能主动交往；不会玩想象性游戏，不懂角色扮演。

（2）语言及沟通障碍：大多数患儿因语言发育落后来就诊；不会讲话，或讲话年龄晚于同龄儿童；语言倒退（原来已获得的语言逐渐减少或停滞发展）；自言自语（以致别人听不懂内容或发出无意义的语言）；语言刻板、重复，模仿别人讲过的语言(如电视、广告、天气预报、新闻等);代词混淆,分不清你、我、他;常进行以自我为中心的话题,不易被别人打断。

(3)兴趣和行为异常:对重复性较强的单调事物感兴趣,兴趣的强度和集中的程度异常,会非常专注于某些物品,或对特定物品如车轮、风扇、井盖、霓虹灯、牙膏、纸绳、饮料瓶等特别感兴趣;有刻板的行为和重复的肢体动作或仪式性行为,如不停地按动各种电器开关、上下楼梯、反复乘坐电梯、反复听一首歌等;对一些特殊物品过分依恋;对环境和日常生活的改变焦虑不安,顽固地坚持一些无意义的常规;在日常生活中拒绝改变习惯和常规;重复动作(不停地玩手、看手、转圈,蹦跳,摆动身体等);重复行为(走固定路线、穿同一件衣服、吃固定的食物);其他常见行为包括多动、注意力分散、自我刺激行为等。

(4)感觉异常:可以表现为感觉过敏或迟钝,如视觉异常(回避强光)、听觉异常(对某些声音过分敏感,双手捂耳,表现恐惧)、触觉异常(不喜欢特定材质的衣服,不喜欢穿袜子)、痛觉异常(对疼痛不敏感)、本体觉异常(喜欢长时间坐车、坐电梯、旋转等)。

(5)智力及认知功能障碍:在典型孤独症中,智力低下比例为50%～60%,孤独症儿童的认知发展表现出明显的不平衡。部分患儿音乐、机械记忆、计算能力相对较好,甚至超常,但同时,其他认知能力又存在显著的缺陷,如高功能孤独症患者和阿斯伯格综合征患者早期症状较轻,甚至在学业方面表现非常突出,直到成年后才显现出社交缺陷。

7.孤独症有哪些治疗方法?

孤独症的核心症状尚无药物可以治愈。长期以来,研究者普遍认为部分孤独症患儿预后不良,成年后多不具备独立生活、学习和工作的能力,会成为家庭和社会的沉重负担。但近年来越来越多研究发现,早期发现、早期行为干预和教育可显著改善孤独症患儿的不良预后。孤独症治疗可概括为早开始、科学性、系统性、个体化、家庭化、社区化、高强度七个方面。

(1)早开始:干预越早越好,对确诊患儿立即干预,也应对可疑的患儿及时进行干预。

(2)科学性:使用有循证医学证据的方法进行干预。多项研究表明,将发育理念和行为干预策略整合在对孤独症患儿的早期干预中,可以有效改善他们的症状、适应功能和语言能力,特别是基于应用行为分析的干预方法,已经得到越来越多研究的证实。

（3）系统性：干预应该是全方位的。早期干预的目标为促进发育总体水平的进展，既包括对孤独症核心的社会交往和情感交流缺陷的干预训练，同时也要促进患儿身心发育、智能、生活自理能力提高和行为适应性方面的改善。

（4）个体化：针对孤独症患儿在社交、情感、智力、情绪、行为、运动、躯体健康、共患病等诸多方面的不同，在充分评估疾病和各项功能的基础上开展有计划的针对性个别化训练。

（5）家庭化：强调和鼓励家庭成员和抚养人积极参与干预，应该对家长进行全方位支持和教育，提高家庭在干预中的参与度。应积极推广使用世界卫生组织近年推出的家长技能培训，帮助家长提高对这一疾病的认识。

（6）社区化：妇幼保健机构应该逐步建立社区训练中心，使孤独症患儿可以就近干预，实现以社区为基地、家庭积极参与的干预模式。在我国，社会组织开办的日间训练和教育康复机构众多，希望把医学、教育和康复三者有机地结合，以推动孤独症这一事业的发展。

（7）高强度：保证每天有干预，每周的干预时间在 20～40 小时及以上，干预的整个时间以年为单位计算，早期干预疗程需持续 2～3 年及以上。

一旦孩子被确诊为孤独症，家长应该做的，首先是建立一个接纳的心态，接着积极地帮孩子找到适合他的康复机构，尽快开始做康复。无论是语言上的、社交上的，还是其他认知上的康复，一定要尽快跟上。

8.孤独症孩子能正常入托、上学及就业吗?

2006 年起，我国将孤独症归类为精神残疾。孤独症是儿童疾病中致残程度严重、致残率较高的疾病，目前占儿童精神残疾的首位。2021 年国家发布的《“十四五”特殊教育发展提升行动计划》指出，到 2025 年，我国将实现 97% 特殊需要儿童进入融合教育的体系中来。

孤独症儿童如果可以早期实现优质的康复训练，对于融入幼儿园、小学等普通学校还是十分有希望的。不过目前，一方面，针对小龄孤独症的康复训练能力严重不足；另一方面，普校在接纳孤独症学生方面同样存在严重的支持能力不足问题。

要想使孤独症患者回归社会，实现上学、就业，不仅仅要提高孤独症患者自身的能力，更重要的是提升整个社会对于孤独症儿童的包容和支持。例如，对于盲童来说，社会上需要提供盲道、盲人可识别的标记等，为盲人带来可以融入社会的便利。孤独症孩子也需要全社会提供他们所需要的“便利”。

需要指出的是,孤独症的核心症状可能会持续终生。虽然早期密集干预有可能帮助孤独症儿童不断进步、走向融合,但很多孤独症会延续至成年期,甚至伴随终生。

9.目前,孤独症这个特殊群体面对的社会现状是怎样的?

(1)10个月至3岁孤独症儿童:3岁以前,大部分患儿未被确诊。一方面,由于国内精神科医生专业队伍人员匮乏,儿科/儿童保健科医生等诊断能力有待提高,导致无法及时发现和干预。另一方面,随着儿童的生长发育(3岁前儿童的生长发育过程基本上是在家中进行,很少接触外界环境,缺乏与同龄孩子的比较),儿童在早期表现出的一些症状并没有得到家长的重视,导致病情被延误。

(2)3~6岁进入机构训练:3~6岁儿童进入托幼机构,症状明显的儿童会很快被有经验的老师发现,建议去医院诊断并进行干预和训练,也有部分家长仍不觉孩子存在问题,从而延误儿童的最佳干预期。3~6岁的学前教育阶段,由于孤独症儿童存在着很多特有的症状,也常常被幼儿园拒之门外,有些孩子即使被幼儿园接纳,但又因为普通幼儿园缺乏特殊教育的资源,得不到应有的支持系统,最后有些孩子只能在形式上实现所谓"融合",但却是实际上的混合,到了学龄期又会因为没有建立良好的行为习惯,而在上课时干扰老师的正常教学,如大声叫喊,甚至跑出教室,最后只能让家长陪读或被劝退回家。目前,国内真正有融合教育资源的幼儿园少之又少。

(3)3~6岁的康复训练机构:截至2018年9月底,在中残联注册的孤独症康复训练机构共有1811家,很多是由家长创办的,服务对象集中在3~6岁,然而这些机构缺乏统一的管理及专业的康复标准和方法,师资认证不够,专业教师不足,因此无法保证康复效果。

(4)6岁以上进入普通学校:我国大多数孤独症儿童因自身存在社交障碍及行为问题,以及学校特殊教育资源缺乏而无法(难以)在主流学校随班就读。即使家长通过各种渠道让孩子进入普通学校,由于普通学校特殊教育的资源配备不足,缺乏足够的支持系统辅助,因为各种原因最终被劝退的情况比比皆是。

(5)错过入学年龄:我国现有的康复机构多接受12岁以下的孤独症儿童,12岁以上孤独症群体缺乏合理的安置模式。特殊教育学校发展滞后,无法满足那些被退学的儿童,尤其是情绪或行为问题严重的孩子,只能回归家庭,由家长自己在家教养。有一定条件的家长也会选择送孩子到精神病疗养院。

（6）大龄儿童生存现状：能够为 18 岁以上成年孤独症患者提供康复服务的机构和专业人员更为稀少，专业人员的极度匮乏已成为阻碍成年孤独症患者康复的一大瓶颈。

10.国家对孤独症患者及其家庭有哪些政策性指导和帮助？

1988 年，中国残疾人联合会正式成立。同年，颁布《中国残疾人事业五年工作纲要》，进一步具体指出特殊教育学校、特教班及随班就读三种针对残疾儿童的主要安置形式。

1994 年，国务院办公厅发布了《中华人民共和国残疾人教育条例》，这是我国第一部有关特殊教育的专项行政法规，强调了残疾人教育是国家教育事业的重要组成部分。

2006 年，孤独症列入残疾评定范围后，我国出台了一系列有关孤独症儿童基本生活保障、义务教育和康复医疗等方面的社会政策：“十一五”期间，孤独症儿童康复纳入我国残疾人事业发展规划；“十二五”期间，中央财政持续支持残疾儿童康复救助项目，通过“七彩梦行动计划”为贫困孤独症儿童康复训练给予补助，补助标准为每人每年 1.2 万元。

2018 年，国务院印发《关于建立残疾儿童康复救助制度的意见》，明确要求将 0～6 岁孤独症儿童纳入救助范围。

2021 年，《“十四五”残疾人保障和发展规划》提出，支持各地持续加强孤独症儿童康复救助工作，提高康复救助标准，减轻孤独症儿童家庭负担；支持孤独症康复机构建设，提升孤独症康复机构规范建设水平；积极推进康复大学建设，在学科建设、科学研究等方面充分考虑孤独症康复专业需要；继续组织实施康复专业技术人员规范化培训，提高孤独症康复服务水平。

11.父母如何判断孩子的行为是否属于孤独症？

2017 年发布的《孤独症谱系障碍儿童早期识别筛查和早期干预专家共识》中，总结了孤独症早期识别具有的可作为强力证据的五种行为，简称“五不”行为：

（1）不（少）看：指目光接触异常，孤独症患儿早期即开始表现出缺乏或减少对有意义的社交刺激的视觉注视，对人尤其是人眼部的注视减少，最终诊断为孤独症的患儿在 24 月龄时对于人眼部的注视时间仅为正常儿童的1/2。有些孤独症患儿即使可以对话，但面对面注视仍然不正常。

（2）不（少）应：包括叫名反应和共同注意。幼儿对父母的呼唤声充耳不闻，叫名反应不敏感通常是家长较早发现的孤独症的表现之一。呼名不应不仅可以识别正常儿童中的孤独症患者，也可较好地分辨患有孤独症与其他发育问题的儿童；共同注意是幼儿早期社会认知发展中的一种协调性注意能力，是指个体借助手指指向、眼神等与他人共同关注二者之外的某一物体或者事件。在对孤独症患儿的前瞻性研究中发现，孤独症患儿在 14～15 月龄即表现出较低的与共同注意相关的沟通水平下降。

（3）不（少）指：即缺乏恰当的肢体动作，无法对感兴趣的东西提出请求。孤独症患儿可能早在 12 月龄时就表现出肢体动作的使用频率下降，如不会点头表示需要、摇头表示不要、有目的地指向、手势比划等。

（4）不（少）语：多数孤独症患儿存在语言发育延迟，家长最多关注的也往往是儿童语言问题，尽管语言发育延迟并非孤独症诊断的必要条件，其他发育行为障碍也多有此表现，但对于语言发育延迟儿童，应务必考虑孤独症可能。

（5）不当：指不恰当的物品使用及相关的感知觉异常；孤独症患儿从 12 月龄起可能会出现对于物品的不恰当使用，包括旋转、排列以及对物品的持续视觉探索。例如，将小汽车排成一排，旋转物品并持续注视等。也应该注意患儿言语的不当，表现为正常语言出现后发生言语的倒退，会说难以听懂、重复、无意义的语言。

12.孤独症家庭对家长照护提出了哪些要求？

有孤独症孩子的家庭，对孩子的照顾和教育确实与正常孩子不同。孤独症孩子是被动的，家长的言行对自己和孩子都会产生积极或消极的影响。

（1）家长要避免把自己和孩子封闭起来，要让更多的人去知道和了解孤独症。不和外界沟通，很多时候是因为家长觉得尴尬，不知道怎么去面对孩子的突发情况，或者是孩子已经把我们弄得筋疲力尽。要学会去应付这些让自己束手无策的事情，挺起胸膛，坚定信心，带着家人和孩子走入社会。

（2）家长不要太过在意周边人的眼神或想法，我们实在不需要那些负面的东西。如果别人的眼神或行为让你觉得自卑，不敢去面对，那么就要想想是什么原因导致的。是因为孩子的不适当行为和举动让你觉得羞愧，还是自己的心态存在问题？如果是前者，那么我们就想办法去改变这些行为。如果是后者，我们就要端正自己的心态。作为父母，我们首先要接受自己孩子的不同，才会带动身边的人逐步接受。

（3）家长要学会控制孩子糟糕的脾气。这点不容易做到，但是为了家庭，为了孩子，为了大家都能够过上正常的生活，作为家长，必须要学会控制孩子的脾气。要分析孩子的行为，并为孩子找到恰当的表达途径，要能够在公众场合使孩子从发脾气快速变得安静。有时候，一些音乐、电子产品、食物和辅助沟通工具都可以达到这个功效。

（4）家长要保持自己的心境开朗，懂得幽默，并且坚持锻炼身体。要懂得观察自己是不是过度劳累，快要透支，情绪上是不是快要崩溃，适当地给自己一些喘息的机会，只有当家长的心态和身体情况良好时，才能够给孩子提供轻松愉快的成长环境。

（5）孤独症儿童家庭干预的原则：先从最基本的生活自理开始，养成有规律的生活习惯；培养良好的行为规范；训练中注意奖惩分明。所以，对孩子的行为分析尤为重要。

（张超）

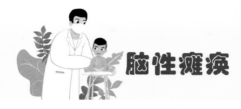

1.什么是脑性瘫痪?

脑性瘫痪简称"脑瘫",是一组持续存在的中枢性运动和姿势发育障碍、活动受限的症候群,这种症候群是由于发育中的胎儿或婴幼儿脑部非进行性损伤所致。脑瘫的运动障碍常伴有感觉、知觉、认知、交流和行为障碍,癫痫,继发性的肌肉萎缩、挛缩,骨、关节的变形或脱位等损伤。

2.目前,脑瘫的患病率及发病率各是多少?

脑瘫患病率是指在某特定时间内总人口中脑瘫新旧病例所占的比例,而脑瘫发病率是指每年每 1000 人口中有多少新发现的脑瘫患者。国内外研究报道,目前脑瘫的患病率为 1.4‰～3.2‰,发病率在世界范围内为每 1000 个活产儿中有 2.0～3.5 个,由此可见,脑瘫是一种世界性常见病。我国最新的脑瘫流行病学调查结果显示,1～6 岁儿童的脑瘫患病率为 2.46‰,发病率为 2.48‰。脑瘫的发病率在各个国家差别不大,城市和乡村差别也不大,男性略高于女性。虽然近 50 年来新生儿死亡率、死胎发生率明显下降,而且儿童康复医学的发展也比较快速,但是脑瘫的发病率并未减少。可能的原因是,围产医学、新生儿医学的发展,抢救重危新生儿水平的提高,使许多过去难以存活的早产儿及极低体重儿能存活下来,而这些小儿患脑瘫的概率明显高于足月儿和正常体重儿。

3.脑瘫的高危因素有哪些?

脑瘫有很多病因,主要是在胎儿与婴幼儿大脑发育的关键时期有损伤神经系统的高危因素。根据发生的时间可以分为三类:

(1)出生前因素：母亲孕期不良因素（如大量吸烟、酗酒、吸毒、接触放射线、妊娠期感染、先兆流产、糖尿病、重度贫血、营养不良等），多胎，宫内感染（如TORCH感染），宫内生长迟缓，胎儿脑发育畸形，遗传因素等。

(2)围生期因素：围生期感染、胎盘早剥、前置胎盘、脐带绕颈、胎粪吸入、早产、低出生体重等。

(3)出生后因素：缺氧缺血性脑病、胆红素脑病、中枢神经系统感染、惊厥、颅内出血、脑积水、低血糖症、脑外伤、脑梗死等。脑瘫患儿多存在上述高危因素，但仍有 1/4~1/3 的患儿找不到相关的危险因素。

4.脑瘫有哪些常见的早期症状?

许多脑瘫儿在新生儿期、婴儿早期会有一些特异与非特异的症状，这些症状往往提示家长要及早带小儿就诊。常见的早期症状有：

(1)哺乳困难，吞咽困难，易出现呕吐。

(2)经常异常哭闹或异常安静，易惊，好打挺，自发运动少。

(3)3 个月后仍然手紧握拳、很少张开。

(4)4 个月时仍然拇指内收，上肢持续后伸。

(5)4 个月时仍然不能竖头，或头部摇摆不定。

(6)5 个月时不能主动伸手抓物，身体仍然呈持续的左右不对称姿势。

(7)6 个月后，在扶持立位时仍然有尖足或两下肢交叉现象。

(8)全身或上、下肢过度低紧张或高紧张，高紧张表现为穿衣时肢体很僵硬、换尿片时大腿不容易分开等，低紧张表现为全身松软、动作徐缓等。

(9)表情淡漠，对人、物或声音的反应迟钝。

(10)运动时手脚不协调，偏侧运动较多。脑瘫的诊断是很科学严谨的，不能单纯对号入座。家长们在照顾孩子的同时要仔细观察，发现孩子出现异常时，应及时到正规医院检查并明确诊断，既要避免造成不必要的担忧，也不要错过这些症状而耽误治疗。

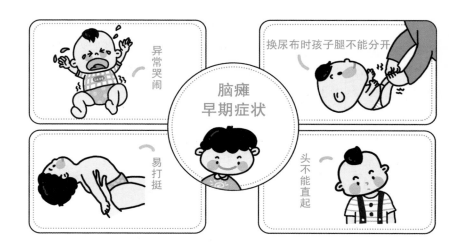

5.脑瘫有哪些分型?

小儿脑瘫并不是单一症状表现的疾病,而是非进行性脑损伤引起的症候群。为了精准治疗,临床上对小儿脑瘫进行了分型。根据《中国脑性瘫痪康复指南(2022)》,按运动障碍及瘫痪部位将脑瘫分为七型,分别为痉挛型四肢瘫、痉挛型双瘫、痉挛型偏瘫、不随意运动型、共济失调型、Worster-Drought综合征、混合型。

6.痉挛型脑瘫有哪些表现?

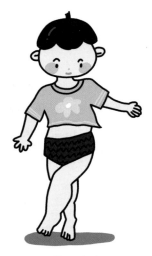

剪刀步态

痉挛型脑瘫是临床上最常见的脑瘫类型,占脑瘫患儿的60%~70%,包括痉挛型四肢瘫、痉挛型双瘫和痉挛型偏瘫,以锥体系受损为主。主要有以下表现:

(1)痉挛型四肢瘫:四肢肌张力增高,身体前屈,上肢背伸、内收、内旋,拇指内扣,下肢内收、内旋、膝关节屈曲,走路时双下肢交叉呈剪刀步、脚尖先着地、足内/外翻,拱背坐,腱反射亢进,踝阵挛、锥体束征阳性、肌张力检查时呈折刀征等。

(2)痉挛型双瘫:症状同痉挛型四肢瘫,主要表现为全身受累,下肢重于上肢,多表现为上肢屈曲模式和下肢伸展模式。

(3)痉挛型偏瘫:症状同痉挛型四肢瘫,但程度较轻,表现为一侧肢体异常,一般 6 个月后显现症状,1 岁左右差别明显;正常小儿很少在 1 岁前出现利手,而痉挛型偏瘫的患儿却可在 1 岁前出现利手,即左撇子或右撇子。

7.不随意运动型脑瘫有哪些表现?

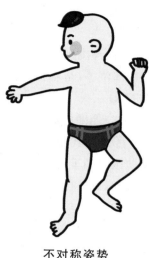

不随意运动型脑瘫主要包括舞蹈、手足徐动、舞蹈-手足徐动和肌张力障碍,约占脑瘫的 20%,以锥体外系受损为主。该型最明显的特征是不对称的姿势,头部和四肢出现不受控制的运动,即进行某种动作时常夹杂许多多余的动作,四肢、头部不停地晃动,难以自我控制。患儿对外界的刺激敏感,表情奇特,常挤眉弄眼,颈部不稳定,构音与发音障碍,可有不同程度的喉鸣,流口水,摄食困难,用力时容易张口。这个类型的肌张力可高可低,安静、睡眠时肢体松软,紧张、哭闹、兴奋时又僵硬紧张,婴儿期多见肌张力低下。

不对称姿势

8.共济失调型脑瘫有哪些表现?

共济失调型脑瘫不多见,约占脑瘫的 5%,以小脑受损为主,可累及锥体系、锥体外系。共济失调型脑瘫的主要特点是运动不协调、平衡障碍。站立时重心在足跟部,走路时基底宽、醉汉步态、身体僵硬,躯干可见粗大的摇摆动作,运动速度慢,头部活动少;语言徐缓、缺少抑扬声调。检查时可见眼球震颤,上肢意向性震颤,闭目难立征试验阳性,难以完成指鼻试验,肌张力可偏低,腱反射正常。

9.Worster-Drought 综合征有哪些表现?

Worster-Drought 综合征又称"先天性假性球麻痹",是一种特殊且罕见的脑性瘫痪,以先天性假性延髓(球上)轻瘫为特征,表现为嘴唇、舌头和软腭的选择性肌力减低,有吞咽困难、发音困难、流涎和下颌抽搐。

10.混合型脑瘫有哪些表现?

脑瘫的某两种或两种以上类型的症状、体征同时出现在一个患儿身上时称为混合型。混合型脑瘫多数全身受累,具有两型及以上的特点,以痉挛型和不随意运动型同时存在为多见。

11.脑瘫需要做哪些辅助检查?

当孩子患有脑瘫或可疑有脑瘫时,医生常会建议做一些辅助检查项目,主要包括:

(1)直接相关检查:MRI、CT 等检查,可以了解患儿颅内有无器质性病变及病变部位等,是脑瘫诊断的有力支持。头颅 MRI 的分辨率高于 CT,一般首选 MRI。

(2)伴随症状及共患病的相关检查:①脑电图。②肌电图。③听、视觉检查。④遗传代谢病的检查:不典型脑瘫可行遗传代谢检查或基因组学分析,可帮助做出精准诊断。⑤其他相关检查:有智力、语言、营养、生长和吞咽等功能障碍者,需进行相应的评定。

(3)运动功能和神经发育学评估。

脑瘫的相关检查项目比较多,这些检查有助于明确病因,提供确诊依据,判断预后和指导治疗。患儿应该根据临床症状并结合医生的专业指导进行检查,以保证能得到及时有效的治疗。

12.头颅影像学检查正常是否能排除脑瘫?

不能。在脑瘫的诊断中,影像学检查如头颅 MRI 是非常重要的参考指标,敏感度为 $86\% \sim 89\%$,当有明显的影像学异常时,患儿往往会出现相应的症状。但并不是所有的脑瘫患儿都有影像学异常,正常者也不能否定本病的诊断。如果孩子有明显的发育落后、异常姿势、肌张力异常,即使头颅 MRI 或 CT 检查无异常,也要及时到正规医院进行专业的评估和治疗,必要时还需要行进一步的检查以查找病因。

13.脑瘫等同于智力低下吗?

有些人在听到"脑瘫"二字时,首先就想"这孩子脑子不好使""傻孩子"。其实,脑瘫并不等同于智力低下。事实上,脑瘫的主要症状是运动和姿势发育异常,有些脑瘫儿童的智力甚至高于一般儿童。虽然脑瘫不等于智力低下,但大约 52% 的脑瘫患者有不同程度的智力发育异常,需要早期进行智能发育评估,如发现异常应早期干预。

14.脑瘫儿童容易患癫痫吗?

脑瘫患儿常共患多种中枢神经功能障碍,癫痫是常见的共患病之一,其在脑瘫患儿中的发生率为 35%～62%,是一般儿童癫痫患病率的 5 倍。癫痫发作有可能进一步加重脑损伤,损害患儿的认知、语言和运动功能,直接影响患儿的康复疗效及预后。要特别注意,有的癫痫发作可能有不典型或不伴肉眼可见的发作行为,只能通过长程视频脑电图才能确定;也有患儿无临床发作但脑电图检查却发现持续存在痫样放电,很可能对患儿的康复疗效和远期预后有潜在负面影响。因此,脑瘫患儿均应进行脑电图检测。如果发现患儿有癫痫发作,或者有可疑的发作,或者出现不明原因的精神行为异常,均应及早到正规医院就诊,以免延误病情。

15.脑瘫干预治疗越早效果越好吗?

婴幼儿期是神经发育的关键期,未成熟脑在结构和功能上都具有很强的可塑性。早期干预治疗具有提高脑的可塑性水平和神经修复的作用,如果脑细胞在这段时间内受到损伤,能得到及时修复,可最大程度地改善脑瘫的预后。随着年龄的增长,神经系统的发育逐渐成熟,身体各个器官也逐渐定型,多种治疗手段的干预效果必定不如之前。因此,婴儿出生后应定期进行体检,一旦发现存在运动发育落后、姿势异常、肌张力异常、反射异常或运动模式异常等,即应进行早期干预。

16.脑瘫需要确诊以后才进行康复训练吗?

对于脑瘫患儿来说,早期发现异常、早期进行康复训练是取得最佳康复效果的关键。但脑瘫的早期诊断并非一件很容易的事情,确定诊断往往需要一定的时间。作为早期康复治疗对象的小儿不一定是诊断确定的脑瘫患儿,而是大部分将来有可能发展为脑瘫的婴幼儿,也可以说,早期诊断的意义并不一定是确定脑瘫诊断,而是判断是否应该作为早期治疗的对象。为了明确诊断而延误治疗是得不偿失的,可以在治疗的同时逐步明确诊断。

17.脑瘫儿童康复治疗的基本原则有哪些?

脑瘫儿童的康复治疗是一个长期的过程,需要患儿、家属、医疗机构及全社会的配合与参与。为了最大限度地减轻脑瘫患儿的功能障碍,康复治疗需遵循以下基本原则：

(1)早期发现异常表现,早期进行干预。

(2)进行综合性康复,重视早期教育,促进患儿身心全面发育。

(3)康复训练要与游戏相结合,使治疗活动更有趣味,增加患儿康复训练的兴趣和主动性,也有利于促进智力和情绪的发展。

(4)要与日常生活相结合,除了规范的康复训练外,还要培训家长开展家庭康复,将训练融于日常活动中,提高患儿的日常生活自理能力。

(5)遵循循证医学的原则,防止盲目地强调某种方法的"奇妙性",防止滥用药物、某些仪器设备及某种治疗方法。

18.脑瘫有哪些康复治疗方法?

脑瘫的康复治疗方案应由康复治疗团队共同商定。康复治疗方法主要包括运动疗法、作业治疗、语言治疗、传统医学康复疗法(如针灸、推拿、中药药浴、熏蒸、中药治疗等)、物理因子疗法、感觉统合治疗、引导式教育训练、药物治疗、辅助器具及矫形器、手术治疗等,还有多感官刺激、音乐治疗、游戏及文体治疗、心理疗法、马术治疗等。迄今为止,尚无一种康复方法是完美无缺的,因此,要遵循康复医学的规律并符合儿童生长发育的特点和需求,采取综合康复治疗的方法,根据每个患儿的情况选择和制定康复治疗方案。

19.脑瘫的康复治疗需要家长参与吗?

在脑瘫的康复治疗中经常会见到这样的家长,他们对自己缺乏信心,认为患儿的康复训练必须依靠专业人员,自己参与其中没有意义,日常只需要做好患儿的生活护理就足够了,这其实是一个误区。家庭是脑瘫患儿康复的重要场所,无论是在医院的康复还是出院后的巩固,家长的参与都是必不可少的。医院-家庭康

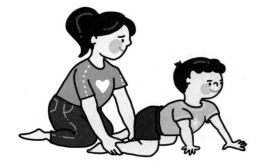

家庭康复训练

复相结合贯穿于整体治疗中,家长要学会常用的康复方法并参与到患儿的康复训练中,这既是对康复效果的延伸、补充和加强,也有助于了解患儿的疾病状况,关注患儿的身心需求,在与患儿不断的良性互动中促进患儿身心健康的发展。

20.脑瘫有特效药物吗?

目前,国内外尚没有治疗脑瘫的特效药,药物治疗主要是针对脑瘫患儿存在的一些并发损害,如抗感染药物、抗癫痫药物、降低肌张力的药物、抑制不自主运动的药物、神经肌肉阻滞剂、神经生物制剂等。其中,A型肉毒毒素注射应用较为广泛,是一种较安全、有效的缓解痉挛的技术,缓解下肢痉挛的效果优于缓解上肢痉挛的效果;神经生长因子具有促进神经元存活、轴突定向再生、髓鞘生成等作用,有研究显示,神经生长因子可促进婴幼儿脑瘫的运动和智力发育,改善肌张力、姿势和反射异常,但缺少大样本研究的循证医学依据。康复训练仍然是目前最有效的治疗方式,常采用长期的综合康复治疗方式。

21.脑瘫儿童需要应用矫形器吗?

脑瘫患儿的康复治疗,除了采用运动疗法、物理因子疗法、作业治疗等方法外,矫形器也是康复治疗的基础措施,主要作用是预防、矫正畸形,引导患儿的骨骼肌肉向正确的方向生长。小儿脑瘫常用的矫形器有足矫形器(足托、矫形鞋垫、矫形鞋)、踝足矫形器、膝踝足矫形器、膝矫形器、指矫形器、手矫形器、腕矫形器、肘矫形器等。需要根据患者脑瘫类型、年龄、瘫痪部位以及不同目的进行配备,应由康复医师、治疗师、矫形技师等多学科的专业人员分工协作,才能制作出较为合适的矫形器。患儿穿戴矫形器期间要注意观察有无皮肤发红、疼痛、压疮等异常情况的发生,以便及时给予相应的处理。由于脑瘫儿童的生长发育以及病情的变化,对于长期使用矫形器的患儿,应每3～6个月随访一次,需要时应对矫形器进行调整或更换。

22.脑瘫可以手术治疗吗?

经常有家长咨询:"脑瘫能手术治疗吗?""脑瘫做了手术后就好了吗?"手术治疗是痉挛型脑瘫的一种有效疗法,但是否考虑手术治疗应取决于以下几个方面:

(1)存在行走方面的运动功能障碍。

(2)非手术治疗已不能解决行走存在的运动功能障碍。

(3)其他手段不能改善运动功能障碍,甚至导致功能降低。

目前,在我国开展较为广泛的手术包括肌肉、肌腱和骨关节矫形手术等,目的是改善功能,矫正局部畸形和挛缩,减少痛苦,易于护理。要知道,并不是所有的脑瘫患儿都适合手术治疗,它是有严格适应证的,需要满足一定条件,应由外科医生与康复科医生、康复治疗师及相关人员合作,做好手术适应证的选择、术后与康复训练的结合以及矫形器的应用等。患儿术后必须要进行正规的康复训练,这样才有可能维持手术效果,最大限度改善其异常,否则就前功尽弃了。

23.脑瘫儿童的正确抱法是什么?

许多孩子,尤其是不能独坐或行走的脑瘫患儿,在一天的某些时候必须被人抱着。对脑瘫患儿采取正确的抱法,不仅能纠正其异常姿势、达到提高康复训练效果的目的,还可让家长省力、省心。

(1)痉挛型脑瘫儿童的抱法:抱者一手托住患儿的臀部,一手扶住患儿的肩背部,将患儿竖直抱在怀里,其双腿分开骑跨于抱者腰部,双臂伸开放在抱者两侧的肩膀上,这样能达到缓解其双腿僵直的目的。

(2)不随意运动型脑瘫儿童的抱法:抱者将患儿抱在胸前或身体的一侧,患儿头稍前倾,面部朝前方,双手放到中间,双腿髋、膝关节并拢屈曲后尽量靠近胸部,主要是控制其不自主的动作,使患儿保持姿势的稳定性和对称性。

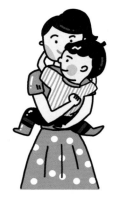

痉挛型脑瘫患儿的抱姿

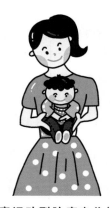

不随意运动型脑瘫患儿的抱姿

24.脑瘫儿童的牙齿怎么护理?

脑瘫儿童具有一般儿童患龋齿的因素,同时还因存在舌运动不灵活、咀嚼吞咽困难,导致牙齿常有附着物存留,因此脑瘫儿童更易患牙病。刷牙和牙齿清洁对于脑瘫儿童防止各类牙病的发生十分重要,家长要特别关注自己孩子的刷牙问题,还要减少含糖食物的摄入量,并应定期访问牙医。另外,要及时正确地添加辅食,不仅可以满足患儿的营养需求,也可以有力保障牙齿和口腔的健康发育。

25.脑瘫儿童可以接种疫苗吗?

脑瘫并不是疫苗接种的禁忌证。脑瘫儿童接种疫苗利大于弊,其产生的免疫保护作用会使脑瘫患儿受益,可以减少疫苗相关预防疾病的发生。接种建议:脑瘫儿童可以按免疫程序接种疫苗。但需要注意的是,脑瘫患儿的癫痫发生率明显高于正常儿童,如存在癫痫尚未有效控制时,应暂缓接种。

26.脑瘫患儿的临床表现会越来越差吗?

脑瘫是一种非进行性的疾病,如果经过有效的康复治疗,临床表现不会越来越差,患儿的运动能力与发育水平会在现有基础上逐渐好转,但是与正常同龄儿童相比会有一定差距。反之,如果不进行康复治疗,与正常同龄儿童相比,差距会越来越大。

27.脑瘫能被治愈吗?

脑瘫是儿童期主要致残性运动障碍性疾病,有效的康复训练可以改善患儿的功能和预后,但无法治愈,不能完全恢复到正常。虽然目前脑瘫没有办法彻底根治,但是尽早接受正规的、综合的、全面的康复治疗,可以提高脑瘫儿童的运动、言语、行为和认知、社会交往与社会适应能力,促进孩子的身心发育,有望使孩子过上接近正常人的生活。脑瘫康复的目标是,通过综合康复治疗,使脑瘫儿童在身体、心理、职业、社会等方面的功能达到最大限度的恢复和补偿,提高生活质量。

28.脑瘫会遗传吗?

脑瘫的病因高度复杂,研究显示,非遗传学病因仍然是主要高危因素,遗传因素占脑瘫病因的 20%～30%。目前,在较多的脑瘫家系中发现了单基因突变,遗传方式包括常染色体隐性遗传、罕见的常染色体显性遗传以及与性染色体相关的遗传。对于无法明确病因的脑瘫患儿,需积极寻找遗传学病因,如存在脑瘫家族史、不明原因流产或死胎史、特殊面容、多系统受累、颅脑磁共振无异常、缺乏明确危险因素、家长有强烈遗传检测意愿者,需根据临床表现选择适当的遗传学检测方法。尽管脑瘫存在一定的遗传概率,但脑瘫的发生多数是脑损伤所致,多数是不会遗传给下一代的。

29.脑瘫有哪些不良影响?

脑瘫是一种发育障碍性疾病,会影响儿童终生的发育轨迹及家庭生活。主要有以下不良影响:

(1)造成患者终身性的运动障碍和姿势异常。

(2)限制患者和家庭的日常功能。

(3)降低患者的生活质量。

(4)影响患者的社交参与。

(5)增加患者家庭和社会的经济负担。

30.有哪些影响脑瘫预后的因素?

脑瘫是非进行性的脑损伤综合征,虽然患儿的脑损伤不会扩大也不会加剧,但这种损害引起的临床表现会随着年龄的增加、个体以及环境条件的变化而发生改变。因此,应关注影响脑瘫预后的相关因素,主要包括:

(1)与脑损伤的轻重程度及是否伴随其他损害有关。

(2)与是否早期发现异常并进行早期干预有关。

(3)与是否实施科学有效的综合康复治疗方案有关。

(4)与是否做好脑瘫及其并发、继发损伤的预防有关。

(5)与家庭和社会是否对脑瘫康复给予关注与支持有关。

31.怎样预防和减少脑瘫的发生?

如果孩子患有脑瘫,会导致运动功能及伴随的其他功能障碍终身存在,严重危害儿童的身心健康。因此,做好预防工作,防止脑瘫的发生和进一步发展特别重要。小儿脑瘫的预防,可分为三级:

(1)一级预防:主要是防止脑瘫的发生,这是重点,包括:①出生前:做好优生优育,定期产检,避免不良遗传因素、孕早期感染及接触有害物质,提倡健康的生活方式,保持良好的心情及精神状态等。②出生时:预防早产、难产,一旦发生窒息、颅内出血等异常情况,及时采取有效的应急措施,将损害减少到最低程度。③出生后:预防新生儿脑病、胆红素脑病、各种感染、中毒、创伤等不良因素的发生。

（2）二级预防：对于已经造成脑损伤的儿童，要积极采取各种措施，早期发现异常、早期干预，防止发生残疾或最大限度地减轻患儿的功能障碍。

（3）三级预防：对于已经发生肢体残疾的脑瘫患儿，应通过各种措施，尽可能保存现有的功能，积极预防残障的发生，最大限度地提供教育康复、职业康复和社会康复的机会，使脑瘫儿童日后能融入社会。

（王素丽）

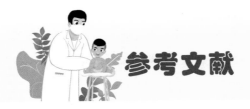

1.吴江,贾建平,神经病学[M].北京:人民卫生出版社,2016.

2.吴希如.小儿神经系统疾病基础与临床[M].北京:人民卫生出版社,2009.

3.吴钟琪.医学临床"三基"训练[M].4版.长沙:湖南科学技术出版社,2009.

4.包新华,姜玉武,张月华,等.儿童神经病学[M].3版.北京:人民卫生出版社,2021.

5.江载芳,申昆玲,沈颖.诸福堂实用儿科学[M].8版.北京:人民卫生出版社,2015.

6.李晓捷,唐久来,杜青,等.儿童康复学[M].北京:人民卫生出版社,2018.

7.李晓捷.实用小儿脑性瘫痪康复治疗技术[M].2版.北京:人民卫生出版社,2018.

8.艾莉莉,简国江.苯巴比妥药理作用及其治疗热性惊厥的效果评价[J].中国妇幼健康研究,2017,28(6):662-664.

9.李晶晶.苯巴比妥联合地西泮治疗小儿热性惊厥疗效分析[J].中国急救医学,2017,37(z2):152-153.

10.廖日晖.单纯性热性惊厥患儿早期干预的临床疗效观察[J].现代诊断与治疗,2020,31(8):1278-1279.

11.林维,段云芳.不同剂量左乙拉西坦短程治疗预防热性惊厥发作的疗效分析[J].系统医学,2021,6(13):62-64.

12.凌霞,张赛,申博,等.儿童前庭性偏头痛和儿童复发性眩晕:Bárány协会前庭疾病分类委员会和国际头痛协会诊断标准共识文件[J].神经损伤与功能重建,2021,16(8):435-439.

13.潘建延,谭虎,周妙金,等.脊髓性肌萎缩症的临床实践指南[J].中华医学遗传学杂志,2020,37(3):263-268.

14.张淼,孙钰玮.维生素 D 与儿童热性惊厥关系的研究进展[J].中国妇幼健康研究,2021,32(7):1073-1076.

15.张尧,王爽,张春雨,等.病毒性脑炎继发抗 N-甲基 D-天冬氨酸受体脑炎[J].中国小儿急救医学,2017,24(1):75-78.

16.中华医学会神经病学分会,中华医学会神经病学分会周围神经病协作组,中华医学会神经病学分会肌电图与临床神经电生理学组,等.中国吉兰-巴雷综合征诊治指南 2019[J].中华神经科杂志,2019,52(11):877-882.

17.中国康复医学会儿童康复专业委员会,中国残疾人康复协会小儿脑性瘫痪康复专业委员会,中国医师协会康复医师分会儿童康复专业委员会,等.中国脑性瘫痪康复指南(2022)第一章:概论[J].中华实用儿科临床杂志,2022,37(12):887-892.

18.中国康复医学会儿童康复专业委员会,中国残疾人康复协会小儿脑性瘫痪康复专业委员会,中国医师协会康复医师分会儿童康复专业委员会,等.中国脑性瘫痪康复指南(2022)第六章:康复护理[J].中华实用儿科临床杂志,2022,37(19):1441-1451.

19.中华医学会神经病学分会,中华医学会神经病学分会周围神经病协作组,中华医学会神经病学分会肌电图与临床神经电生理学组,等.中国慢性炎性脱髓鞘性多发性神经根神经病诊治指南 2019[J].中华神经科杂志,2019(11):883-888.

20.中华医学会儿科学分会康复学组,中华医学会儿科学分会神经学组.脑性瘫痪共患癫痫诊断与治疗专家共识[J].中华实用儿科临床杂志,2017,32(16):1222-1226.

21.中华医学会儿科学分会神经学组.热性惊厥诊断治疗与管理专家共识(2017 实用版)[J].中华实用儿科临床杂志,2017,32(18):1379-1382.

22.中华医学会儿科学分会风湿病学组,中国医师协会风湿免疫科医师分会儿科学组.幼年皮肌炎诊断与治疗专家共识[J].中华实用儿科临床杂志,2022,37(10):726-732.

23.ALKALAY S, DAN O. Effect of short-term methylphenidate on social impairment in children with attention deficit/hyperactivity disorder: Systematic review[J]. Child Adolesc Psychiatry Ment Health,2022,16(11):93-106.

24.ARMANGUE T, SPATOLA M, VLAGEA A,et al.Spanish Herpes Simplex Encephalitis Study Group. Frequency, symptoms, risk factors, and outcomes of autoimmune encephalitis after herpes simplex encephalitis: A prospective observational study and retrospective analysis[J].Lancet Neurol,2018,17(9):760-772.

25.DALMAU J，GRAUS F.Antibody-mediated encephalitis［J］.N Engl J Med，2018，378（9）：840-851.

26.FILLER L，AKHTER M，NIMLOS P. Evaluation and management of the emergency department headache［J］. Semin Neurol，2019，39（1）：20-26.

27.GEBHARDT M，KROPP P，HOFFMANN F，et al. Headache in multiple sclerosis［J］. Nervenarzt，2020，91（10）：926-935.

28.GRAUS F，TITULAER MJ，BALU R，et al. A clinical approach to diagnosis of autoimmune encephalitis［J］.Lancet Neurology，2016，15（4）：391-404.

29.HOSKIN J L. Ménière's disease：New guidelines，subtypes，imaging，and more［J］. Curr Opin Neurol，2022，35（1）：90-97.

30.LARSEN K，AASLAND A，DISETH TH. Brief report：Agreement between parents and day-care professionals on early symptoms associated with autism spectrum disorders［J］. Autism Dev Disord，2018，48（4）：1063-1068.

31.LE TN，WESTERBERG B D，LEA J. Vestibular neuritis：Recent advances in etiology，diagnostic evaluation，and treatment［J］. Adv Otorhinolaryngol，2019，82：87-92.

32.LEUNG A，LAM J M，ALOBAIDA S，et al. Juvenile dermatomyositis：Advances in pathogenesis，assessment，and management［J］. Curr Pediatr Rev，2021，17（4）：273-287.

33.LI D，TANSLEY S L. Juvenile dermatomyositis-clinical phenotypes［J］. Curr Rheumatol Rep，2019，21（12）：74.

34. LUNDBO F，BENFIELD T. Risk factors for community-acquired bacterial meningitis［J］. Infect Dis（Lond），2017，49（6）：433-444.

35. PRÜSS H. Postviral autoimmune encephalitis：Manifestations in children and adults［J］.CurrOpin Neurol，2017，30（3）：327-333.

36. SASAKI H，KOHSAKA H. Current diagnosis and treatment of polymyositis and dermatomyositis［J］. Mod Rheumatol，2018，28（6）：913-921.

37.WALSH K S，RAU S. Measurement considerations in pediatric research on autism spectrum disorders［J］. Prog Brain Res，2018，241（1）：193-220.

38.ZHANG X F，ZHANG X Q，WU C C，et al.Application value of procalcitonin in patients with central nervous system infection［J］. Eur Rev Med Pharmacol Sci，2017，21（17）：3944-3949.

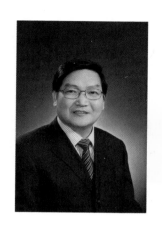

跋　健康科普——开启百姓健康之门的"金钥匙"

从医三十多年，每天面对那么多患者，我在工作之余常常思考，如何让人不生病、少生病，生病后早诊断、早治疗、早康复。这样既能使人少受病痛折磨，又能减少医疗费用，还能节约有限的医疗卫生资源。对广大医者而言，如此重任，责无旁贷。

《黄帝内经》说，上医治未病、中医治欲病、下医治已病。老子曾说："为之于未有，治之于未乱。"这些都说明了疾病预防的重要性。

做医学科普有重要意义，是一件利国利民、惠及百姓的大事。在大健康时代，医者不仅要掌握精湛的医术，为患者治病，助患者康复，还应该积极投身健康科普事业，宣传和普及医学知识，引导大众重视疾病的预防，及早诊断和规范治疗。因此，近年来我逐步重视科普工作。

记得小时候，每每遇到科学上的困惑，我就去翻"十万个为什么"这套书，从中寻找答案。那么，百姓对身体健康产生疑问，有无探寻答案的去处？在多年的临床工作中，我常常碰到患者对疾病一知半解或存在误解的情况。我心里很清楚，患者就医之前往往会先上网搜索，可是网上的信息鱼龙混杂，不少内容缺乏科学性、权威性，患者被误导的情况时有发生。当患者遇到困惑时，能否从权威的医学科普书籍中找到答案？我曾广泛查阅，了解到有关医学科普方面的书籍虽然种类繁多，但良莠不齐，尤其成规模、成系统的丛书更是鲜见，于是，我萌发了编写本丛书的想法，并为这套书取名"医万个为什么——全民大健康医学科普丛书"，"医"与"一"同音，一语双关，"全民大健康"是我们共同的心愿和目标。

朝斯夕斯，念兹在兹。我多方征求相关专家意见，反复酝酿，最终达成一致意见，大家都认为很有必要编写一套权威的健康科普丛书，为百姓答疑解惑。一个时代，有一个时代的使命；一代医者，有一代医者的担当。历经一整年的精心策划和编写，"医万个为什么——全民大健康医学科普丛书"终于付梓了。大专家写小科普，这套书是齐鲁名医多年从医经历中答患者之问的精华集锦，是对百姓健康的守护，也是对开启百姓健康之门的无限敬意。

物有甘苦，尝之者识；道有夷险，履之者知。再伟大的科学家也有进行科普宣传的责任。"医万个为什么——全民大健康医学科普丛书"要做的就是为百姓答疑解惑、防病治病，让医学科普流行起来。

丛书编纂毫无疑问是个复杂的系统工程，自2021年提出构想后，可谓一呼百应，医学专家应者云集。仅仅不到一年的时间，我们集齐了近千名作者，不舍昼夜努力，撰写完成卷帙浩繁、数百万字的书稿，体现了齐鲁医者的大使命、大担当、大情怀。图书是集权威性、科普性、实用性以及趣味性为一体的医学科普精粹，对百姓健康来说极具实用价值，也是落实党的二十大报告"把保障人民健康放在优先发展的战略位置，完善人民健康促进政策"的医学创举。

在图书编写过程中，我们着力做到了以下两点：

一是邀请名医大家执笔。山东省研究型医院协会自成立起，就在学术交流、人才培养、科技创新、成果转化、服务政府和健康科普教育等方面做出了一定的成绩，尤其在健康科普方面积累了丰富经验，并打造了一支高水平的科普专家团队。本套丛书邀请的都是相关专业的名医作分册主编，高标准把关。由于医学专业术语晦涩难懂，如何做到深入浅出、通俗易懂，既能讲明医学知识又符合传播规律是摆在我们面前的难题。有些大专家学识渊博且有科普热情，不过用语太过专业；年轻医生熟悉互联网传播特点，但专业的深度有时候略显不足。所以我们采用"新老搭配"的方法，在内容和语言风格上下功夫，力求呈现在读者面前的内容"一看就懂，一学就会"。

二是创新传播形式。我们邀请专业人士高标准录制音频，把全书内容分章节以二维码的形式附在纸质图书上，以视听结合的方式呈现，为传统科普注入新鲜活力。二维码与纸质科普图书结合,让读者随时扫码即可聆听,又能最大限度拓展纸质科普书的内容维度,实现更广泛的科普,让"每个人是自己健康第一责任人"的宗旨践行得更实、更深入人心,无远弗届!

有鉴于此,我要以一位老医学工作者、医学科普拥趸者的身份衷心感谢和赞佩以专家学者为首的作者队伍的倾情付出。

还要特别感谢张运院士、宁光院士为本丛书撰文作序,并向为图书出版付出心力的编辑以及无数幕后人的耕耘和努力表示衷心感谢,向你们每一个人致敬!

念念不忘,必有回响。衷心希望"医万个为什么——全民大健康医学科普丛书"能为千家万户送去健康,惠及你我他,为健康中国建设助力。

山东省研究型医院协会会长

2023 年 5 月

胡三元,医学博士,二级教授,主任医师。原山东大学齐鲁医院副院长、山东第一医科大学第一附属医院院长。现任山东大学齐鲁医院、山东第一医科大学第一附属医院普通外科学学术带头人、山东大学特聘教授、山东大学和山东第一医科大学博士研究生导师;山东省"泰山学者"特聘教授、卫生部和山东省有突出贡献中青年专家、山东省医学领军人才,享受国务院政府特殊津贴。

对中国腔镜技术在外科领域特别是肝胆胰脾外科中的创新应用与规范推广、"腹腔镜袖状胃切除术+全程化管理"治疗肥胖症与 2 型糖尿病体系的建立和国产腔镜手术机器人的研发做出了突出贡献。荣获国家科技进步二等奖、中华医学科技奖一等奖、山东省科技进步一等奖等 10 余项科技奖励。

主要社会兼职:中国医师协会外科医师分会副会长;中华医学会外科学分会委员、腹腔镜内镜外科学组副组长;中华医学会肿瘤学分会委员;中国研究型医院学会微创外科学专业委员会主任委员;中国医药教育协会代谢病学专业委员会主任委员;中国医学装备协会智能装备技术分会会长;山东省医学会副会长、外科学分会主任委员;山东省医师协会腔镜外科医师分会主任委员;山东省研究型医院协会会长。